脑胶质瘤
科普教育手册

名誉主编　江　涛　毛　颖

主　　编　牟永告　尤永平　马文斌　蒋传路

副主编　杨学军　毛　庆　邱晓光　秦智勇
　　　　　吴劲松　杨群英　仲丽芸

编　　委　（以姓氏笔画为序）

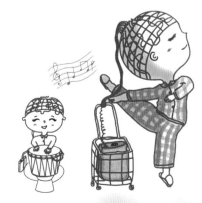

王　磊　首都医科大学附属北京天坛医院
任　琳　复旦大学附属华山医院
刘　幸　首都医科大学附属北京天坛医院
刘艳辉　四川大学华西医院
汪　洋　复旦大学附属华山医院
初曙光　上海市东方医院
张　伟　首都医科大学附属北京天坛医院
张建民　浙江大学医学院附属第二医院
陈　宏　复旦大学附属华山医院
陈媛媛　中山大学附属肿瘤医院
金　宇　中山大学公共卫生学院
周志欢　中山大学附属肿瘤医院
项蕾红　复旦大学附属华山医院
姜　炜　天津市环湖医院

人民卫生出版社
·北京·

图书在版编目（CIP）数据

脑胶质瘤科普教育手册 /牟永告等主编 . —北京：
人民卫生出版社，2023.5
ISBN 978-7-117-34732-7

Ⅰ.①脑… Ⅱ.①牟… Ⅲ.①脑肿瘤 – 神经胶质瘤 –
诊疗 – 手册 Ⅳ.①R739.41–62

中国国家版本馆 CIP 数据核字（2023）第 066053 号

| 人卫智网 | www.ipmph.com | 医学教育、学术、考试、健康，购书智慧智能综合服务平台 |
| 人卫官网 | www.pmph.com | 人卫官方资讯发布平台 |

脑胶质瘤科普教育手册

Naojiaozhiliu Kepu Jiaoyu Shouce

主　　编：牟永告　尤永平　马文斌　蒋传路
出版发行：人民卫生出版社（中继线 010-59780011）
地　　址：北京市朝阳区潘家园南里 19 号
邮　　编：100021
E - mail：pmph @ pmph.com
购书热线：010-59787592　010-59787584　010-65264830
印　　刷：北京顶佳世纪印刷有限公司
经　　销：新华书店
开　　本：787×1092　1/16　　印张：5
字　　数：101 千字
版　　次：2023 年 5 月第 1 版
印　　次：2023 年 5 月第 1 次印刷
标准书号：ISBN 978-7-117-34732-7
定　　价：78.00 元
打击盗版举报电话：010-59787491　E-mail：WQ @ pmph.com
质量问题联系电话：010-59787234　E-mail：zhiliang @ pmph.com
数字融合服务电话：4001118166　　E-mail：zengzhi @ pmph.com

序 一

　　大脑是我们身体中最精密的器官之一，它的工作主要包括理解触觉、视觉和声音的输入，并负责语言、推理、学习、情绪和运动的精细控制等。脑部疾病的未知性令患者及家属倍感困扰，部分患者甚至在确诊或病情发生进展后出现病急乱投医，最终在紧张焦虑中错过治疗的最佳时机。

　　脑胶质瘤是一种原发于颅腔内的常见神经系统肿瘤，术后复发率较高，严重影响患者生存时间与生活质量。为了帮助脑胶质瘤患者获得更好的治疗与护理，提升患者战胜疾病的信心与勇气，《脑胶质瘤科普教育手册》这本书结合了大量权威医生的临床工作经验，详细介绍了脑胶质瘤的分类及预后、影像学检查、基因检测、化疗、放疗、电场治疗和营养支持治疗等内容，该书脉络清晰、语言通俗易懂、并辅以大量生动形象的图片，有助于患者了解疾病相关知识，提高家属对患者的生活照料技能。

　　在此，我正式推荐本书！希望每一位脑胶质瘤患者及家属都能通过此书的阅读获得指导与启发。

江 涛

北京市神经外科研究所

首都医科大学附属北京天坛医院

2023 年 3 月 6 日

序 二

随着全民健康意识的日益提升，患者和家属对专业疾病知识的需求与日俱增，但目前获取医学知识的渠道相对繁杂，内容质量参差不齐，易对大众造成困扰。同时，相对权威、专业的临床实践指南对于大众而言，"门槛"较高，可读性不佳。《脑胶质瘤科普教育手册》是较权威的科普读物，在保障科学性的前提下，更贴近日常生活，便于患者阅读和理解，成为专业医学知识与患者之间架起的一座"桥梁"。

脑胶质瘤是起源于脑神经胶质细胞的肿瘤，是最常见的原发性颅内肿瘤。我国脑胶质瘤年发病率为 5/10 万~8/10 万，5 年病死率在全身肿瘤中仅次于胰腺癌和肺癌，给家庭与社会造成了沉重负担。本书基于脑胶质瘤的专业诊疗理念，以最新诊疗规范和前沿进展为循证指导，重点围绕患者及家属最为关切的问题，采用通俗易懂的科普语言，对脑胶质瘤的病因、临床症状、诊断和治疗方式、康复护理等内容展开了详细解读与全面介绍。本书内容丰富、层次清楚，汇聚了多名专家学者的研究成果和临床经验，力图将医学专业知识转变为大众易懂易记的常识，可以更好地帮助与指导脑胶质瘤患者进行自我健康管理。

相信本书的出版，能为更多的脑胶质瘤患者及家属提供支持与帮助，使其尽早回归正常的生活与工作。

毛 颖

2023 年 3 月 6 日

前　言

脑胶质瘤是最常见的中枢神经系统原发肿瘤，年发病率为 5/10 万~8/10 万。近年来脑胶质瘤发病率呈逐步上升的趋势，我国每年约有 6 000~10 000 新发病例，是原发性脑肿瘤中发病率最高的肿瘤，具有复发率高、死亡率高以及治愈率低的特点。

脑胶质瘤由于肿瘤呈浸润性生长，与脑组织无明确分界，难以彻底切除，手术治疗的原则是在保存神经功能的前提下尽可能切除肿瘤。目前对于胶质瘤的治疗，是根据患者的功能状态、对治疗的预期结果以及肿瘤所处的脑区部位、恶性程度、分子特征等多种因素进行综合考虑判断。一般主张以手术为基础，结合放射治疗、化学治疗、电场治疗等。

相较于其他肿瘤，脑胶质瘤的研究起步较晚，绝大多数人对脑胶质瘤疾病缺乏基本的认知和了解。又由于各地诊疗水平、患者管理水平的差异，脑胶质瘤患者的规范化治疗是神经肿瘤领域面临的巨大挑战。因此，亟需一本内容完善、具有指导意义的书册来教育患者，争取早期明确诊断、及时治疗、规范治疗以提高治疗效果，延缓复发和延长生存期。

基于此现状，中国临床肿瘤学会、中国医师协会、中国抗癌协会三大专业协会相关领域的专家共同发起了《脑胶质瘤科普教育手册》一书的编写，本书旨在以国内外脑胶质瘤治疗相关指南和文献为基础，结合专家实际临床经验，从脑胶质瘤患者诊断、治疗、护理康复、营养等几个方面对脑胶质瘤患者及照护者进行科普教育，以期完善患者及照护者的知识体系，指导患者规范治疗及康复，从而提高脑胶质瘤患者生存获益和生活质量。

关爱生命、科学抗癌，需要医护人员、患者、家属和社会一起同行。科学严谨地传播医学科普是医生的使命，帮助患者及家属及时了解现代医学日新月异的进展、新技术、新方法，既是循证医学实践的总结，又是理论系统的指导，同时也为医生和患者搭建了良好的沟通桥梁。"有时治愈，常常帮助，总是安慰"，是医疗应有的温度。

牟永告

2023 年 4 月 9 日

目 录

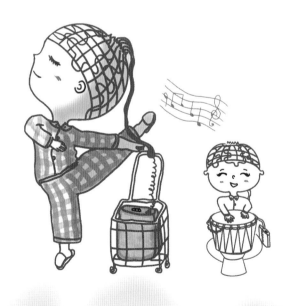

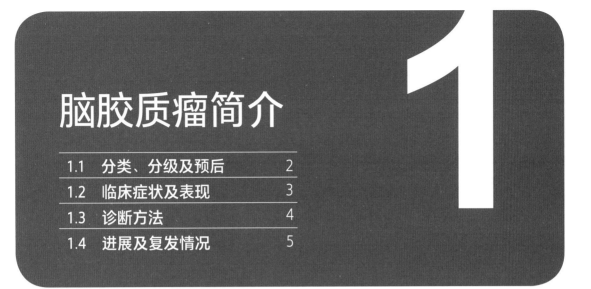

脑胶质瘤简介

脑胶质瘤是指起源于脑神经胶质细胞的肿瘤，是最常见的原发性颅内肿瘤之一，发病率为 5/10 万~8/10 万，5 年病死率在全身肿瘤中仅次于胰腺癌和肺癌。

到目前为止，脑胶质瘤的发病机制尚不明确，但目前已知以下因素可能会增加罹患脑肿瘤的风险：第一，暴露于高剂量的电离辐射，包括核泄漏事件、其他肿瘤的放射治疗以及幼年时反复的 CT 检查等；第二，与罕见综合征相关的高外显率基因遗传突变；第三，长时间接触某些化学物质，比如石油、氯乙烯等；第四，免疫系统损伤。

除了上述因素之外，过多食用含亚硝酸盐的食品、感染病毒与细菌等也可能导致脑胶质瘤的发生。

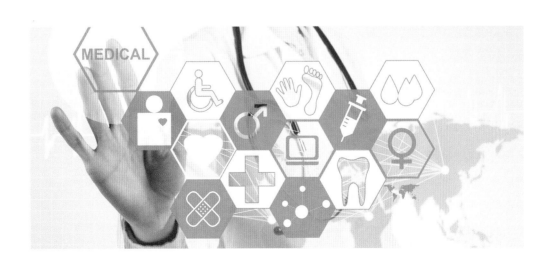

分类

　　脑胶质瘤是一组具有胶质细胞表型特征的神经上皮肿瘤的总称。2021 年发布的第 5 版《WHO 中枢神经系统肿瘤分类》提出了新的肿瘤分类标准，根据肿瘤细胞学形态将脑胶质瘤分为下述 5 种类型。

➤ **成人型弥漫性胶质瘤**：此类型是成人胶质瘤的主要发生类型，但也可见于儿童。异柠檬酸脱氢酶（isocitrate dehydrogenase，IDH）突变是此类脑胶质瘤重要的诊断标物，主要包括少突胶质细胞瘤、星形细胞瘤、胶质母细胞瘤。

➤ **儿童型弥漫性低级别胶质瘤**：此类型主要发生于儿童，但亦可发生于成年人，尤其是青年。包括弥漫性星形细胞瘤、弥漫性低级别胶质瘤等。

➤ **儿童型弥漫性高级别胶质瘤**：包括弥漫性中线胶质瘤、弥漫性半球胶质瘤、弥漫性儿童型高级别胶质瘤、婴儿型大脑半球胶质瘤。

➤ **局限性星形细胞胶质瘤**：包括毛细胞型星形细胞瘤、有毛细胞样特征的高级别星形细胞瘤、多形性黄色星形细胞瘤、室管膜下巨细胞型星形细胞瘤、脊索样胶质瘤等。

➤ **室管膜瘤**：室管膜瘤的分子特征与其解剖位置、年龄等因素密切相关，包括幕上室管膜瘤、后颅窝室管膜瘤和脊髓室管膜瘤等。

分级及预后

　　脑胶质瘤的分级标准中，最为常用的是 WHO 制定的分级系统。该系统根据肿瘤恶性程度将脑胶质瘤分为 1~4 级，级别越高，提示恶性程度越高，预后越差。其中 1、2 级为低级别脑胶质瘤，患者预后相对良好；3、4 级为高级别脑胶质瘤患者预后相对较差。

　　1 级：一般为良性，如毛细胞型星形细胞瘤、室管膜下巨细胞星形细胞瘤、室管膜下瘤等。

　　2 级：包括一般的星形胶质细胞瘤、少突胶质细胞瘤和室管膜瘤等。

　　3 级：主要为间变性星形细胞瘤、间变性少突胶质细胞瘤等。

　　4 级：包括胶质母细胞瘤等。

> 脑胶质瘤侵犯小脑时则可表现出走路不稳、眼球震颤、共济失调和肌力减退等。

脑胶质瘤患者表现出的症状和体征，与病灶所在的位置有密切关系。脑胶质瘤由于其在空间的"占位"效应，可使患者产生头痛、呕吐、癫痫、视物模糊等症状。

认知功能障碍

脑胶质瘤患者可能存在语言、记忆、注意力、执行功能和/或视觉空间能力等方面受损，其中语言受损最常见。

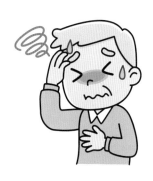

颅内压增高

肿瘤占位引起的高颅压症状，即由于肿瘤的持续生长占据颅腔空间，阻塞脑脊液循环通路，导致脑积水和/或脑水肿。主要症状包括头痛、恶心呕吐、视力下降等表现。

神经功能障碍

> 位于下丘脑-视觉通路部位的视路胶质瘤可引起视物模糊、视野缺损等。

> 位于运动功能区的脑胶质瘤可引起一侧肢体偏瘫。

> 位于脑干的脑胶质瘤可引起呃逆、注视麻痹、面部感觉障碍、听力减退等脑神经损害症状。

癫痫发作

脑胶质瘤相关癫痫是低级别脑胶质瘤患者最常见的伴随症状之一，也是部分脑胶质瘤患者的首发症状和就诊原因，临床表现为意识丧失、抽搐、全身强直等。

脑胶质瘤的诊断主要包括神经影像学诊断、病理诊断及分子诊断。

病理和分子病理可以确定病理分级和分子亚型。分子标志物对脑胶质瘤的个体化治疗及临床预后判断具有重要意义。

神经影像学

神经影像学是脑胶质瘤术前诊断和疗效评估的重要手段，可用于肿瘤的鉴别诊断、分子分型、治疗方案选择、疗效检测和预后评估等方面。脑胶质瘤影像学检查主要包括计算机断层扫描（computed tomography，CT）及磁共振成像（magnetic resonance imaging，MRI）检查等，弥散加权成像（diffusion weighted imaging，DWI）、磁共振波成像（magnetic resonance spectroscopy，MRS）、正电子发射体层成像（positron emission tomography，PET）等对脑胶质瘤的鉴别诊断及治疗效果评价也有重要价值。

病理诊断及分子诊断

病理检查是诊断的"金标准"，组织

目前临床上常用的分子标志物

- IDH 突变

- 染色体臂 1p/19q 联合缺失状态

- ATRx 突变

- 06-甲基鸟嘌呤-DNA 甲基转移酶（06 methylguanine DNA methyltransferase，MGMT）启动子区甲基化

- BRAF 基因突变

- 组蛋白 H_3 变异-H_3K27M 突变

- TP53

- CD KN2A/B 纯合缺失

- TERT 启动子突变

脑胶质瘤预后较差，复发率高，尤其是高级别脑胶质瘤患者，其术后复发率高达 90%。部分低级别恶性胶质瘤在复发后，一半以上会出现恶性程度增加。

脑胶质瘤复发相关因素

➤ **肿瘤切除程度**：脑胶质瘤常呈浸润性生长，手术难以完全切除，残留易导致复发。

➤ **脑胶质瘤干细胞**：脑胶质瘤干细胞可引导肿瘤血管生成，维持肿瘤细胞生长，在脑胶质瘤复发过程中具有一定作用。

➤ **IDH 表达情况**：IDH 突变型患者预后较 IDH 野生型患者好。

脑胶质瘤复发症状

➤ **头痛**：最为常见，主要表现为头部钝痛或跳痛，并且持续性、进行性加重，可伴有呕吐。

➤ **癫痫**：该症状与肿瘤位置有着密切关系。

➤ **局灶性功能障碍**：表现为肢体无力、感觉丧失或减退、失语、视力模糊等。

➤ 随着病情的快速进展，后期可出现颅内压增高、认知功能障碍的表现。

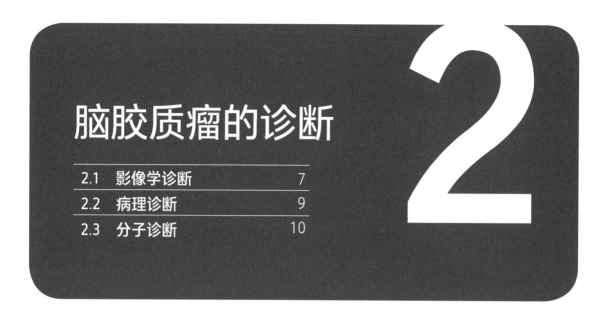

脑胶质瘤的诊断

医生进行诊断目的主要有三个：一是确定是否存在肿瘤，二是评估肿瘤的大小和位置，三是明确相应的病理诊断和分子分型，这三个方面对接下来的治疗有决定作用。目前，有多种检查手段可以帮助医生诊断脑胶质瘤，如影像学诊断、病理学诊断等。

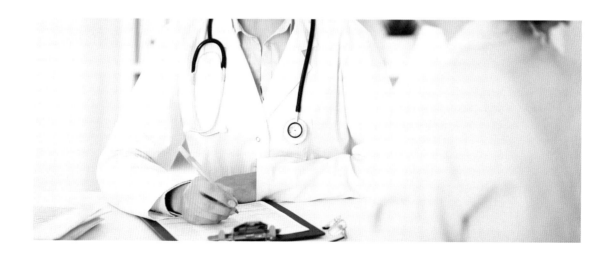

影像学诊断类型及必要性

头颅的电子计算机断层扫描（computed tomography，CT），可以对颅内情况做出初步判断。如果考虑脑胶质瘤的可能性，则需要进行磁共振成像（magnetic resonance imaging，MRI）检查。在鉴别是不是胶质瘤有困难时，还可以进行正电子发射计算机断层显像（positron emission computed tomography，PET）检查。影像学检查可使医生对脑胶质瘤有一个直观的基本判断，包括位置、大小及级别（良恶性程度）等。

CT

头颅 CT 可以很容易分辨出颅骨（白）和脑组织（灰），对发现肿瘤是否伴有出血、钙化、脂肪等成分有一定优势，对鉴别胶质瘤和其他含有脂肪成分的畸胎类肿瘤有帮助。

MRI

MRI 最大的优势是软组织分辨率高，对包裹在颅骨和脊椎骨内的脑组织和脊髓组织的显示有特殊价值，显示效果比 CT 清楚得多。胶质瘤病人术后 72 小时内建议做 MRI 复查，目的主要是观察手术切除情况，并可作为放化疗后疗效评估的基线。后续定期的随访 MRI 检查，主要是观察治疗疗效、有无治疗伴发神经损伤，以及有无肿瘤复发等。

PET

PET 主要观察病灶的代谢活跃程度，肿瘤组织通常代谢比正常脑组织或治疗后损伤脑组织高，可以被 PET 检测，因此对鉴别诊断有一定帮助。

各类影像学检查适用的情形

CT 适用的情形和局限性

适用的情形

➤ 大多数医院 24 小时都可以做 CT，扫描时间短（几分钟至半小时）、价格便宜。

➤ 对于一些无法进行 MRI 检查（如体内有金属植入物）、具有幽闭恐惧症等患者可以选择 CT。

局限性

➤ CT无法细致分辨脑组织内部结构，容易遗漏病灶。

➤ 无法评估胶质瘤术后是否复发，所以需要进一步行 MRI 等检查。

MRI 适用的情形和局限性

适用的情形

➤ 可以区分肿瘤中的各种成分，如出血、坏死等。

➤ 无辐射伤害，可多次检查。

➤ 可发现早期复发及转移病灶等。

局限性

➤ 扫描时间长，一般需要半小时左右或更长。

➤ 对运动敏感，扫描过程中的任何运动都会导致图像模糊，因此需要患者很好配合，在扫描时保持静止状态。

➤ 身体里装有金属支架、起搏器等患者一般禁用（视 MRI 兼容性），检查时患者不能穿戴任何有磁性金属的物品。

PET 适用的情形

适用的情形

➤ 胶质瘤术后患者，在放化疗后的不同时间内复查 MRI 出现新的强化灶，当 MRI 难以明确是否为肿瘤复发或因治疗而发生的改变时，可以补充行氨基酸 PET 检查。

➤ PET 可以帮助外科医生选定穿刺点。也可以帮助放疗医生勾画靶区，PET 联合 MRI 检查比单独 MRI 更能准确。

必要性

胶质瘤病理学诊断报告为整合报告，由组织病理诊断和分子病理诊断和级别三部分构成。病理学检查结果是帮助确诊并判断疾病分期的重要依据，是脑胶质瘤诊断的"金标准"。需注意的是，单次病理学诊断报告结果具有时效性，随着疾病发展，在疾病不同阶段进行检测时，可能诊断不同。

病理标本获取方式

通过肿瘤切除术或活检手术获取标本。活检是诊断肿瘤常用且较为准确的方法，在影像学诊断技术的帮助下，可准确地取材，进一步提高早期诊断的准确率。活检又分为立体定向活检和开放活检。

➤ **立体定向活检**：通常当脑肿瘤位于难以触及或重要的区域时，会使用该活检方式。医生会在患者头皮上切开一个小口，通过空心针取出病变组织。

➤ **开放活检**：该活检方式需对患者进行开颅手术，从而取出病变组织。

常见病理检查项目

➤ **免疫组化**：能够确定肿瘤组织的来源，明确转移性肿瘤的原发部位和病理分型。

➤ **图像分析技术**：借助 AI 技术，提高病理诊断的准确性。

➤ **分子生物学技术**：分子标志物可帮助胶质瘤临床诊断和预后判断。

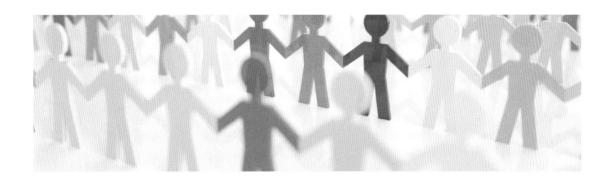

基因检测的目的

分子诊断的核心技术是基因检测，基因检测通过肿瘤组织、血液和其他体液等对 DNA 进行检测，从而获得基因突变信息，为胶质瘤的分型、治疗及预后评估提供重要的依据。

获取基因检测标本方法

➤ **全血基因组 DNA**：静脉穿刺采静脉血 3ml。

➤ **新鲜肿瘤组织标本**：通过手术切除。

➤ **正常脑组织标本**：通过手术切除，根据肿瘤所在部位，特别是位于额、颞叶非功能区时，可获取一定量的瘤周正常脑组织标本。

➤ **石蜡标本**：经常规组织病理学检查明确诊断后，将福尔马林（甲醛溶液）中剩余的肿瘤组织进行再次取材，而后制成石蜡标本保存。

常用的分子病理学检测指标及意义

病理报告中的指标能帮助临床医生有针对性地制订治疗方案。

➤ **IDH**：异柠檬酸脱氢酶（IDH）是预测治疗疗效的指标。具有 IDH1 和 IDH2 突变的患者预后更好。IDH 突变发生在胶质瘤早期，是低级别胶质瘤（星形细胞瘤、少突胶质瘤）的重要标志物（需要排除 CDKN2A/2B 纯合缺失）。

➤ **MGMT 启动子甲基化**：约 40% 的胶质母细胞瘤患者的 MGMT 启动子区域发生甲基化，此类患者对替莫唑胺等化疗药物反应更敏感。

➤ **TERT 启动子突变**：TERT 启动子区域的突变与肿瘤的发生发展和治疗预后都有密切的关系，大多数胶质母细胞瘤或少突胶质细胞瘤患者有较高比例的 TERT 启动子突变。

➤ **染色体 lp/19q 缺失**：IDH 突变伴 1p/19q 联合缺失是诊断少突胶质细胞瘤的分子标志物。与无缺失患者相比，1p/19q 联合缺失的患者对化疗具有更高的敏感性。

➤ **TP53 基因突变**：TP53 为抑癌基因，TP53 突变会降低患者预后，尤其对弥漫性胶质瘤和低级别胶质瘤患者而言，预后更差。

➤ **BRAF 融合和点突变**：KIAA1549-BRAF 融合在毛细胞型星形细胞瘤中高发（50%~70%）。具有 BRAF 突变的肿瘤对 BRAF 抑制剂敏感。

值得关注的是，无法通过单一的检查显示患者是否患有胶质瘤，需要多项检查的组合才能获得最终诊断。希望以上内容能够协助患者了解诊断报告上的相关检查，医生会根据我们每个人的状况做出准确的判断。患者也应积极配合医生的要求和检查，明确疾病诊断，为治疗指明方向。

脑胶质瘤的治疗

3

手术、放疗和化疗是脑胶质瘤的标准治疗，其中手术是基石，放、化疗和肿瘤电场治疗是重要补充。近年来，胶质瘤诊疗的进步主要有提出分子病理、优化传统疗法以及肿瘤电场治疗在国内的获批上市，另外，分子靶向和免疫治疗等新疗法也积累了越来越多的早期经验。

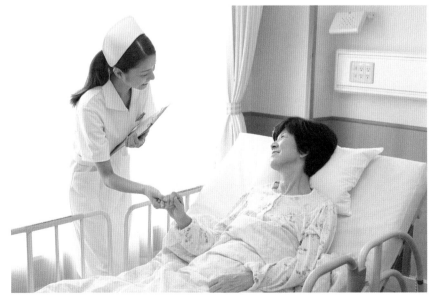

术前诊断

当患者出现以下情况时，应进行立体定向或导航下组织病理活检，根据检查结果决定是否手术及后续治疗。

➤ 诊断不明确，需要鉴别病变性质。

➤ 肿瘤位置较深或位于皮质功能区（开颅后致残率高区域）。

➤ 广泛弥漫性病变、孤立的多发病灶。

➤ 患者的情况不允许最大切除，或肿瘤位置不适合至少 70% 的肿瘤体积切除。

➤ 高龄（≥80 岁）、伴多系统疾病、卡氏功能状态量表（KPS）≤70 分、多病灶并侵及大脑左右半球等。

手术适应证

➤ 影像学检查显示颅内出现结构异常病变，并且对正常脑组织造成压迫、侵犯。

➤ 存在明确颅内高压（头痛、恶心、呕吐等）及脑疝症状（躁动、嗜睡等）。

➤ 合并有肿瘤相关的癫痫或功能障碍症状（偏瘫，言语、记忆与学习障碍等）。

➤ 患者自愿接受手术的情况，排除手术禁忌证。

➤ 偶然发现的低级别胶质瘤-定期观察出现进展的患者。

➤ 老年人高级别胶质瘤-年龄≤80、KPS评分≥70、局部病变的患者。

➤ 复发胶质瘤-年龄较轻、KPS 评分高、局灶复发的患者。

患者相关术前准备

➤ 患者或家属签署手术及麻醉知情同意书。

➤ 患者和家属接受医护的术前指导，如导尿、气管插管等操作可能带来轻度不适，配合唤醒手术等。

➤ 剃除全部或切口周缘头发。

➤ 术前完善相关诊查。

手术的原则

根据脑胶质瘤级别进行手术选择

➤ **低级别脑胶质瘤**：手术是低级别胶质瘤

的首要及主要的治疗手段，应选择全切除甚至超全切除非功能区脑胶质瘤，最大安全范围切除功能区脑胶质瘤；手术切除程度与疾病预后密切相关。低级别脑胶质瘤中，肿瘤全切除或次全切除优于部分切除或活检，全切除或次全切除不仅能延长患者生存期，还能降低胶质瘤进展发生的概率。

➤ **高级别脑胶质瘤**：高级别胶质瘤强烈推荐最大范围安全切除，手术可缓解由颅内压增高和肿瘤压迫引起的症状、降低类固醇药物的使用、维持较好的生存状态，为后续治疗创造条件，延长生存期，获得精确诊断。

根据功能区和非功能区肿瘤进行选择

➤ 功能区为大脑重要的组织结构，如果损伤会导致偏瘫、偏身感觉障碍、语言不能等症状。功能区脑胶质瘤应在最大安全范围切除，如不能全切除可行部分切除或者活检。

➤ 对于非功能区脑胶质瘤患者，则应尽量全切或扩大全切除。

术中快速病理诊断

可指导手术方案，提供病理组织样本以便于术后全面的病理诊断。

MRI

术后 24~72 小时内复查头部磁共振成像，评估肿瘤切除范围，并作为后续治疗的基准。如不具备磁共振成像条件，推荐术后 72 小时内复查 CT。

手术并发症及应对

癫痫

癫痫为常见的术前术后症状，低级别胶质瘤的首发症状可能为癫痫。大脑深部脑胶质瘤引发癫痫的概率较低，而发生钙化的脑胶质瘤引发癫痫的概率较高。合并术前癫痫病史、肿瘤及周围水肿带较大者更容易发生术后癫痫。术后早期癫痫发作会进一步加剧患者脑组织的病理损伤，增加致残率和死亡风险。

辨别

➤ 患者突然出现意识丧失、尖叫、四肢痉挛性抽搐、面色发绀、大小便失禁、牙关紧闭、口吐白沫或者血沫等症状。

➤ 突发性精神活动中断、意识丧失，可伴有肌阵挛，发作较短，数秒或数十秒。

➤ 某一局部或一侧肢体出现强直-痉挛性发作，或者感觉异常发作，如蚂蚁爬状，持续时间较短，患者意识较清楚。

应对

➤ 低级别脑胶质瘤患者行手术切除治疗，可有效控制患者伴发的癫痫症状，肿瘤切除越彻底癫痫发生率越低。

➤ 低级别脑胶质瘤导致的继发性癫痫，通过术后正规服用抗癫痫药物以及定期脑电图评估，可实现部分患者治愈。

➤ 癫痫发作首选单独药物治疗应从低剂量开始，逐渐增加直至癫痫控制。当脑胶质瘤患者合并顽固性癫痫时，单纯的抗癫痫药物治疗效果不佳可选择手术治疗。

➤ 术前使用抗癫痫药物治疗预防癫痫患者，若术后一周内没有癫痫发作，可以停用药物；术前有癫痫病史者，术后常规使用抗癫痫药物治疗3~6个月后缓慢停药；如仍有癫痫发作，应继续使用。

颅内压增高

脑胶质瘤本身及周围水肿形成的脑组织病理解剖改变会引起颅内压增高，颅内压过高时会导致脑疝，危及生命。

辨别

若患者出现头痛、呕吐及视盘水肿（三联征）时，考虑为颅内压增高。头痛多表现为靠近太阳穴附近部位疼痛，多见于早晚；呕吐多表现为喷射性呕吐，如颅内压力过高，可以引起意识障碍，生命体征变化等。

应对

➤ **术前**：有颅内压增高的患者应该留院观察，监测病情及生命体征的变化，进行头部CT或磁共振成像检查，明确诊断并找到导致颅内压增高的原因。应对方法：①频繁呕吐的患者应该禁食，保持大便通畅，接受输液治疗。②吸氧。③对意识不清和咳痰困难的患者采取气管切开或气管插管。④颅内压增高将接受脱水药物治疗，水肿严重患者可辅助激素治疗。

➤ **术后**：①密切关注患者生命体征。

②将患者头部或床头抬高 15°~30° 以保持气道通畅，避免剧烈咳嗽和便秘。③术后出现颅内压增高应及时进行头部 CT 或头部增强磁共振成像，必要时再次手术。

术后血肿

颅内血肿是开颅切除术后常见和最严重的并发症之一，常发生在术后 7 天内，有时需要再次手术，会延长患者术后康复时间，甚至危及生命。

辨别

当患者出现头痛、呕吐、颅内压增高等症状，甚至在短时间内出现意识障碍和偏瘫时，考虑为术后颅内血肿。严重者可能出现意识状态恶化，短期生命体征、瞳孔变化等。

应对

➤ 当患者出现以下情况时，应给予高度重视：①高血压、糖尿病、脑积水等基础疾病会增加并发症发生的可能。②术前存在血小板降低、凝血因子缺乏、长期服用抗凝药或有肝炎且肝功能异常等均可影响血液凝固。③术中情况不佳，如术中出血量较大、对麻醉反应不耐受者等。

④术后血肿发生多为急性（3 天以内），当患者出现头痛、烦躁不安、大汗淋漓、脸色苍白、突然的异常安静等症状时，都有可能提示颅内血肿，应立即报告医生。

➤ 家属协助病人翻身时，力量不要过大过猛，尽可能避免头部的强烈振动。

术后感染

脑胶质瘤手术后可能出现的感染有：头皮切口感染、颅内感染、肺部感染等。肺部感染可能造成患者缺氧，加重脑水肿；颅内感染属于严重的院内感染，主要由真菌、细菌所致，可能造成患者住院时间延长，甚至需要再次手术，严重影响手术效果，还可能危及患者生命。

辨别

当患者出现头痛、发热、意识障碍、脑膜刺激征等临床症状及体征时，考虑为颅内感染；当患者出现发热、咳嗽、气喘、呼吸急促、心率加快、胸痛时，考虑为肺部感染。

应对

➤ 当发现患者手术切口红肿、发热等

症状，应及时报告医生。

➤ 注重患者呼吸道管理：早发现、早处理；避免误吸，注意排痰，保持患者呼吸道通畅。

➤ 术后护理：进行引流管护理，保障生活环境清洁，术后患者家属也应协助做好病房、居家消毒工作，尽可能降低术后感染的发生率。

术后脑脊液漏

脑脊液漏是颅脑肿瘤术后的常见并发症之一，以切口漏、鼻漏、耳漏最为多见，脑脊液不断流失引发头痛，易并发颅内感染，严重者甚至可危及生命。

脑脊液漏与患者本身个体差异相关，术后咳嗽、呕吐、喷嚏等动作使颅内压升高，术后患者伤口愈合差等都是造成脑脊液漏的原因。

辨别

若患者出现以下症状时，考虑为脑脊液漏：颅内压增高；液体从耳朵、鼻腔或手术切口流出；患者斜卧位时发生液体从耳朵或鼻腔流出；患者坐位或抬头时也会出现脑脊液漏，脑脊液可为血色或无色。

应对

➤ 体位护理：病人意识清醒时，取半坐位或半卧位，昏迷者床头抬高30度，患侧卧位，并将此体位维持至脑脊液漏停止后3~5天，有利于静脉回流，减轻颅内压。

➤ 防止逆行性颅内感染：家属可协助护理人员做好患者鼻前庭及外耳道清洁工作，保证耳鼻通畅；患者勿用力咳嗽、打喷嚏等，禁止用力拍背，以防止颅内压突然变化导致气颅及加重脑脊液漏；严格按照医嘱预防性应用抗生素和破伤风抗毒素，以防颅内感染。

➤ 注意切口情况，促进伤口愈合，每天更换敷料，保持切口清洁；注意加强营养，指导患者少食多餐，摄入高蛋白、高维生素、易消化吸收的食物，注意调节胃肠道功能。

术后脑积水

患者在开颅术后可发生脑积水，是诱发损伤后患者持续昏迷、高致残率、高死亡率的重要原因。

辨别

若患者为梗阻性脑积水，则可能出现颅内压逐渐加重，伴随头痛、恶心呕吐等症状，甚至出现反应迟钝及意识障碍；若患者为常压性脑积水，则症状常出现在术后一个月左右，表现为记忆力减退、计算力下降，甚至出现行走困难、小便急迫等症状。

应对

➤ 当患者在术后持续昏迷或病情稳定后又突发意识障碍进行性加重、头痛、呕吐等症状，应及早复查头颅CT，以明确诊断。

➤ 注意观察患者意识、瞳孔、头痛、呕吐、记忆力情况、注意有无抽搐、步态不稳、痴呆、反应迟钝、行为异常等难解释的神经功能障碍，如有异常及时复诊。

术后脑梗死

颅内肿瘤切除术后脑梗死是神经外科手术最严重的并发症之一，严重者可危及患者生命。

辨别

主要表现为意识障碍、昏迷、高热、运动障碍等症状，晚期可并发脑疝。

应对

➤ 患者家属需要密切关注患者生命体征，若患者生命体征发生改变，应立即通知医生。

➤ 注意水电解质酸碱平衡和出入液量平衡，确保每天入量超过出量800~1 000ml。

➤ 确保患者呼吸通畅。
➤ 若栓死面积较大时，采取积极手术治疗措施。

深静脉血栓

任何部位均可能发生血栓，以下肢深静脉最为常见，深静脉血栓可并发复发性血栓栓塞症、慢性血栓后遗症，甚至肺栓塞，危害极大。

辨别

> 下肢深静脉血栓往往会出现下肢肢体肿胀、疼痛，皮肤张力增高、皮温增高，以及皮肤颜色的改变，特别是站立和行走后症状加重，卧床以及抬高肢体后症状明显缓解。若患者出现胸闷、气短、胸痛、咳痰带血，甚至呼吸困难等，考虑下肢深静脉血栓脱落，发生肺栓塞。

> 脏器的深静脉血栓往往表现为相应脏器不适、疼痛以及肿胀感。如肠系膜静脉血栓，表现为腹胀、腹痛、便血等；门静脉血栓表现为消化道出血，同时伴大量腹水等。

应对

> 患者卧床期间可抬高患肢改善症状，防止血栓蔓延；在抗凝治疗的基础上配合适当运动和腿部加压。家属可适当按摩患者四肢，促进血液循环。

> 目前预防下肢深静脉血栓主要有三种方法：①术后早期下床活动。②机械预防可通过减少或消除静脉瘀血，预防下肢深静脉血栓形成。临床常见的机械预防措施有间歇性充气装压装置、梯度压力弹力袜和足底静脉泵等，患者家属可协助患者采取相应机械预防措施。③通过药物预防和治疗血栓的形成，常用药物为低分子肝素。

放疗的机制

放射治疗是一种利用放射线破坏细胞的 DNA，从而杀死肿瘤细胞的治疗方法。

放疗的种类

➤ **低级别脑胶质瘤**：①常规放射技术；②质子放疗；③近距离放疗；④MRI 引导放疗

➤ **高级别胶质瘤**：①三维适形放疗（three-di-mensional conformal radiation therapy，3D-CRT）；②逆向调强适形放疗（intensity modulated radiation therapy，IMRT）；③容积旋转调强放疗（volumetric modulated arc therapy，VMAT）。

放疗的适用性及优缺点

适用性

放疗可降低患者由低级别胶质瘤可演变为高级别胶质瘤的概率，提高生存率和生活质量；术后配合放疗可提高疗效；多数情况下手术并不能完全切除肿瘤。放疗可以杀灭术后的残存病灶，降低复发风险，改善患者的生存率。

优点

➤ 单纯手术治疗的治愈率较低，胶质瘤术后合理的放疗可杀灭肿瘤细胞，预防或延缓肿瘤恶性转变，总体上可改善患者生存率。

➤ 随着现代医疗技术的发展，放疗已进入了精确放疗时代，相对于以往的全脑放疗，精确放疗治疗脑胶质瘤的不良反应较少。

缺点

➤ 部分病人会出现头痛、头晕、恶心、短时失忆以及原有症状加重等不良反应。

➤ 放射线可能会损伤照射范围内的正常细胞和组织。

➤ 手术常常会造成残留肿瘤细胞缺氧，对放疗的敏感性降低，一定程度上也会影响放疗的疗效。

➤ 癌细胞的增殖有周期，放射线只能杀灭增殖状态的癌细胞，而对静止期癌细胞无能为力，因此放疗后仍旧有复发、转移的可能。

➤ 为了降低发生放射性脑损伤的风险，制定放疗方案时，对放疗总剂量、放疗方法、放疗照射体积等均有一定程度的限制，因此也会限制放疗的效果。

放疗时机及治疗周期

新诊断脑胶质瘤的放疗时机

➤ **新诊断低级别脑胶质瘤**：低级别胶质瘤患者可根据预后风险的高低选择放疗方案。对于肿瘤全切除、年龄≤40岁且肿瘤组织类型为少突胶质细胞瘤（IDH突变及1p/19q联合缺失）的低级别胶质瘤的低危患者，可观察治疗，每3~6个月进行MRI复查，观察期间发现疾病进展再进行治疗。

➤ **新诊断高级别脑胶质瘤**：《2020中国脑胶质瘤临床管理指南》和国家卫生健康委员会医政医管局编写的《脑胶质瘤诊疗指南》（2022年版）推荐高级别脑胶质瘤患者术后尽早（手术后2~6周）开始放疗（2级证据）。研究显示，手术后放疗开始时间大于6周，会对新发胶质母细胞瘤患者的生存时间产生不利影响。

新诊断脑胶质瘤的治疗周期

　　放射剂量以及分割方式是影响肿瘤放疗疗效的重要因素。

➤ **新诊断低级别脑胶质瘤**：新诊断低级别胶质瘤放疗的推荐总剂量为45~54Gy，但此剂量是否适合IDH野生型低级别胶质瘤患者还未知，推荐分次剂量为1.8~2.0Gy。可考虑将IDH野生型或CDKN2A/B缺失、IDH突变、低级别胶质瘤的放疗剂量增加至59.4~60Gy。传统放疗计划一经制订，无法修改，但现在有磁共振加速器，治疗过程中，医生会每天根据患者的肿瘤特点适时进行影像学评估，酌情修改放疗计划。

➤ **新诊断高级别脑胶质瘤**：新诊断高级别脑胶质瘤的推荐放射治疗总剂量为54~60Gy，1.8~2.0Gy/次，分割30~33次，每日1次。建议对预后良好的患者（3级IDH突变和1p19q共缺失）进行质子治疗，以更好地保护未受累的大脑并保持认知功能。肿瘤体积过大，脑干/脊髓受累，或3级星形细胞瘤，可使用稍低的剂量，54~55.8Gy/1.8Gy或57Gy/1.9Gy。一般情况较差或老年患者，应考虑低分割加速疗程：34Gy/10Fx或40.05Gy/15Fx。年龄较大和/或身体虚弱且肿瘤较小的患者，可考虑25Gy/5Fx。

复发脑胶质瘤再放疗的治疗时机和周期

➤ **低级别脑胶质瘤复发后再放疗措施**：脑胶质瘤复发后，如果仍为低级别脑胶质瘤，治疗方案参照低级别脑胶质瘤治疗。对于复发低级别胶质瘤患者的治疗，可根据是否可手术进行方案选择。

> **高级别脑胶质瘤复发后再放疗措施**：复发的高级别脑胶质瘤再程放疗目前缺乏前瞻性研究结果。若临床评估需要再程放疗时要考虑与初次放疗的时间间隔、放疗剂量、复发肿瘤的部位及体积。建议选用调强放疗（IMRT）、质子治疗或立体定向放射外科（SRS），以保护危及器官，减少与之前照射野的重叠。小体积病灶选择 SRS，亦可选择分割 IMRT 35Gy/10Fr。

证据级别及指南推荐

	推荐意见	证据级别／级	推荐等级
新诊断低级别脑胶质瘤放射治疗			
《2020 中国脑胶质瘤临床管理指南》	放疗与化疗 年轻患者（≤40 岁）、手术实现全切除，并且肿瘤组织类型为低级别少突胶质细胞瘤，术后可观察决定是否给予辅助治疗	II	B
	放疗与化疗 老年患者、肿瘤未全切除，且具有其他危险因素的，建议术后立即开始辅助治疗	I	A
新诊断高级别脑胶质瘤放射治疗			
《2020 中国脑胶质瘤临床管理指南》	放疗与化疗 推荐术后尽早开始放疗	III	B
	放疗与化疗 适形放疗技术可降低晚期并发症发生率	II	B
复发脑胶质瘤的放射治疗			
《2020 中国脑胶质瘤临床管理指南》	无法手术患者可在充分参考首次放疗方案基础上行再放疗	I	A

放疗的注意事项

放疗前

➤ 养成良好生活习惯，禁烟戒酒，早睡早起，不要熬夜，避免过度劳累。

➤ 选择宽松柔软的衣服，尽量选择棉质衣物，清洗时不要选择刺激性过强的洗涤剂。

➤ 照射区域皮肤不要涂抹药膏，也不要将其暴露于烈日下，保持此处皮肤干净清爽；放疗时照射区域画线遵医嘱处理，不要轻易擦除。

放疗过程中

➤ 不要过度恐慌：若血小板、白细胞低于正常值，遵医嘱采取相应处理措施即可；饮食上多摄入优质蛋白，不要盲目补充营养，要在医生允许的范围内进行饮食干预。

➤ 注意保护皮肤，严禁皮肤受损：可外喷皮肤保护剂，减轻放疗对正常皮肤的损害；放疗期间尽量减少外出，注意保暖，不要感冒。

➤ 若患者出现不耐受情况，应及时就诊请医生评估处理，缓解患者症状、减轻不适、提高耐受能力。

➤ 家属多帮助患者进行肢体按摩，避免其出现麻木、活动不自在等情况，同时还应保持放射区皮肤状态良好，缓解皮肤刺激。活动能力良好的患者，应每天散步，避免长期卧床导致出现血栓。

➤ 饮食干预：注意优质蛋白质的补充，避免进食过多主食，以免体重上升过多。

放疗后

➤ 饮食方面以促进机体恢复为主，多食用香菇、黑木耳等利于造血功能恢复的食物，同时选择易消化食物，增加优质蛋白摄入，并配合高维生素和高微量元素饮食。

➤ 做好个人防护，适量运动，避免过度劳累。

放疗不良反应及应对

放疗常见不良反应的临床表现

➤ **一般反应**：表现为食欲减退、疲乏无力、头晕头痛。

➤ **消化道反应**：表现为恶心呕吐、消化不良、胃脘不适。

➤ **脑神经受损**：可能会出现头痛、头晕以及恶心呕吐等症状。急性期症状主要为颅内压升高，如头晕和头痛，延迟期症状主要为记忆力丧失和痴呆。

➤ **脑水肿**：表现视发展速度与严重程度而定，常会引发颅内压增高，典型表现为头痛、头晕、喷射性呕吐、躁动不安、嗜睡甚至昏迷。

➤ **认知功能受损**：轻症者有认知下降、注意力不集中、多项任务处理困难、记忆力下降、逻辑障碍，严重者会出现痴呆，表现为生活不自理、尿失禁、步态障碍等。

➤ **血常规**：表现为周围血液中白细胞、淋巴细胞数降低，血小板减少等骨髓抑制现象。

➤ **局部反应**：皮肤损伤因照射部位、射线质量、照射剂量和照射范围等不同而存在差异，患者受照区域皮肤一般出现红斑、色素沉着、毛发脱落和干性脱皮等表现。

放疗常见不良反应的应对措施

放疗过程中应密切关注患者状态，当患者不耐受时，应立即调整放疗方案或停止放疗，并及时处理各种副反应。

➤ **胃肠道反应的护理**：进食优质蛋白和富含维生素、清淡易消化的食物，宜少量多餐，避免进食过量引起呕吐。

➤ **放射皮肤的处理**：指导患者穿着低领棉质衣物，保持放射野皮肤干洁，避免冷热刺激，不可阳光下直接暴晒，皮肤出现瘙痒或脱皮时，不可用手抓；如出现湿性脱皮应局部暴露，出现Ⅲ度皮炎应换药处理。

➤ **脑神经受损**：在医生的指导下，通过口服营养神经或促进神经生长的药物来缓解脑神经受损症状。出门时注意保暖，天冷换季的时候要戴好帽子，避免气温变化刺激到脑神经。

➤ **脑水肿**：患者应及时就诊，进行脱水处理，卧床，避免头颈部过度扭曲；避免引起颅内压增高的其他因素，如激动、用力、发热、癫痫、呼吸道不通畅、咳嗽、便秘等。

➤ **认知功能受损**：确保按时服用药物，调整作息，以休息为主，适当加强功能锻炼，需要专人陪护，避免患者单独行动。

化疗的机制和目的

化疗是通过使用化学治疗药物杀灭肿瘤细胞的治疗方法，可以提高脑胶质瘤患者的生存时间。

化疗是全身治疗，对于手术和放疗作用不到的潜伏着胶质瘤细胞的脑组织也能发挥治疗作用，可以杀灭侵染到手术和放疗照射野以外的癌细胞，从而减少复发。化疗可多次进行，对不能再手术及放疗的复发患者，化疗是得力的挽救治疗措施。

化疗的种类

➤ **低级别胶质瘤**：对于低级别脑胶质瘤的化疗，包括化疗的时机、化疗方案的选择、化疗与放疗次序的安排等，也还存在一定争议。对于有高危因素的低级别胶质瘤患者，国家卫生健康委《脑胶质瘤诊疗指南》（2022 年版）推荐化疗方案包括：PCV 方案、替莫唑胺（temozolomide，TMZ）化疗、TMZ 和 / 或辅助化疗。

➤ **高级别胶质瘤**：①口服药物：TMZ、洛莫司汀（lomustine，CCNU）、卡莫司汀（carmustine，BCNU）、丙卡巴肼等；②静脉注射类药物：铂类抗肿瘤药物，如顺铂、卡铂等。

化疗的适用性及优缺点

化疗的适用性

化疗可多次进行，对不能再手术及放疗的复发患者，化疗是得力的挽救治疗措施。高级别胶质瘤患者在手术的基础治疗之上，尽早开展放化疗和电场治疗，可取得显著的生存获益。

优点

➤ 化疗是一种全身性治疗，可抑制肿瘤生长与扩散。

➤ 与放疗联合应用可提高放疗的敏感性，提高放疗疗效。

缺点

➤ 化学药物对杀灭癌细胞并无特异性，杀死癌细胞的同时也杀死正常细胞。

➤ 有一定毒副作用，可能造成白细胞、肝肾功能损伤等不良反应。

➤ 难以穿透血脑屏障，大脑本身有一层血脑屏障的保护，很多化疗药物难以穿透这层屏障发挥作用。

化疗时机及治疗周期

低级别脑胶质瘤

　　低级别脑胶质瘤术后辅助化疗的方案，目前尚无确定的规范，但患者的高危因素是决定是否进行辅助放化疗的考虑因素。低级别脑胶质瘤的高危因素包括以下五项：①年龄≥40 岁；②肿瘤直径≥4cm；③肿瘤未全切除；④星形细胞瘤成分；⑤无1p/19q 联合缺失。

高级别脑胶质瘤

　　对于新诊断的 GBM 患者，推荐 Stupp 方案，连用 5 天，每 28 天重复，共用 6 个周期。对于间变性少突胶质细胞瘤和间变性少突星形细胞瘤患者，推荐 PCV 方案，8 周为一周期。

复发脑胶质瘤

　　目前尚无针对标准治疗后复发脑胶质瘤的标准化疗方案。

证据级别及指南推荐

		类型	推荐意见	推荐等级
脑胶质瘤诊疗指南（2022 年版）	高级别脑胶质瘤	Ⅲ级胶质瘤	推荐在分子病理指导下选择放疗联合 PCV/TMZ 的多种化疗方案	Ⅱ级证据
		具有 1p/19q 联合缺失的Ⅲ级少突胶质细胞瘤	放疗加 PCV 化疗方案	Ⅰ级证据
			放疗加同步和 / 或辅助 TMZ 化疗	Ⅱ级证据
		KPS<60 的Ⅲ级胶质瘤	推荐短程或常规放疗联合 TMZ 化疗	Ⅱ级证据
		KPS≥60、≤70 岁的 GBM 患者	推荐常规放疗加同步和辅助 TMZ 化疗加或不加电场治疗	Ⅰ级证据
			积极考虑放疗联合化疗	Ⅰ级证据
	低级别脑胶质瘤	高危低级别胶质瘤患者	PCV 方案	Ⅰ级证据
			TMZ 化疗	Ⅱ级证据
			TMZ 同步和 / 或辅助化疗	Ⅱ级证据

化疗注意事项

➤ 使用静脉注射类药物时，勿随意活动穿刺肢体，以防针头脱出血管而致化疗药物外渗；化疗药物输注完毕，勿热敷穿刺部位，如果出现静脉刺痛、发红等情况及时告诉医护人员，建议行输液港置管术。

➤ 使用口服化疗药时，若发生呕吐，应咨询医生，当天是否需要补服。

➤ 若是留置针输液，应保持留置针局部贴膜干燥，置管肢体避免提举重物及剧烈活动，如沐浴、洗脸需与水接触时，需将留置针部位做防水处理。

➤ 在饮食方面，进食应适量，不要过多加重消化道负担，应该进食高蛋白、高维生素、清淡易消化饮食。适当多饮水，如果进食少、呕吐频繁，请告诉医护人员呕吐次数、量、性质，必要时可输液治疗。

➤ 注意保暖，防止受凉，避免呼吸道感染，适当运动，例如散步等，以促进肠活动，防止便秘，避免过度劳累。

化疗不良反应及应对方法

化疗药物血管外渗透

➤ **临床表现**：渗漏部位皮肤红、肿，皮下硬结、疼痛。

➤ **应对**：出现化疗外渗，停止注射，保留针头，一旦发现，及时告知医生。外渗24 小时后，根据局部情况选用硫酸镁湿敷，局部涂激素软膏，喜疗妥软膏，金黄散外敷，抬高患肢促进回流。

消化道毒性

➤ **临床表现**：恶心呕吐、味觉改变，口炎、食管炎、腹泻，便秘。

➤ **应对**：①呕吐：化疗前 30 分钟给予止吐药，观察呕吐次数和量，做好口腔护理，呕吐频繁时避免大量饮水；必要时禁食，静脉补液，呕吐时侧卧，预防误吸，及时去除呕吐物；②腹泻：根据患者反应采取应对措施，腹泻患者给予止泻药；便秘患者可在医生指导下应用开塞露等药物，促进粪便排出；观察大便，鼓励饮水，补充电解质、低纤维高蛋白饮食，避免对胃肠道刺激的药物。

骨髓抑制

➤ **临床表现**：白细胞减少（中性粒细胞减少为主）、血小板减少（血小板少于 $2 \times 10^4/mm^3$）。

➤ **应对**：给予高蛋白、高热量、维生素丰富的饮食；给予升血药物，必要时输血；白细胞过低时停止化疗，需保护性隔离，预防脑、肺等出血；延长注射后局部按压时间，止血带不宜过紧、过久。注意监测血常规，每周 1~2 次。

肝肾毒性

➤ **临床表现**：乏力，恶心、厌食，有时全身黄疸，严重者肝大、肝区疼痛、腹水；顺铂肾毒性突出，如多尿、少尿、水肿，尿素氮、肌酐升高等。

➤ **应对**：监测肝肾功能，多饮水，尿量日 2 000ml 以上；日输生理盐水 3 000ml，补充钾、镁，通过利尿排出。饮食清淡，适当增加蛋白质和维生素，化疗前肝功能检查，必要时保肝，用药加强观察。

出现肝功能损害，及时停药，同时予保肝药物。

神经毒性

➤ **临床表现**：长春碱类抑制神经轴突的微管功能，产生神经毒性，尤其是长春新碱，神经毒性是它的限制性毒性。其主要表现为周围神经、脑神经、自主神经损害，可能出现跟腱反射减弱、指尖感觉异常、下肢无力、垂足、下肢轻瘫、面瘫、排尿困难等症状。

➤ **对策**：定期行神经系统检查，若出现异常，予营养神经药物，应严格按照常规剂量用药，若出现严重神经毒性，应考虑减量或停药或改用其他替代药物。

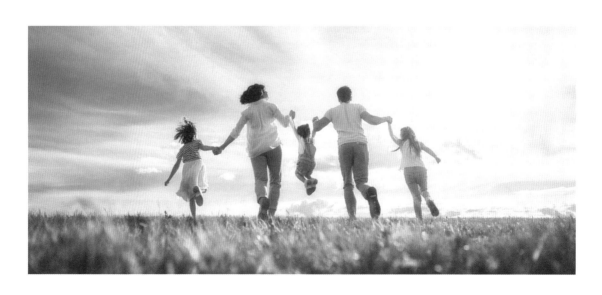

28

同步放化疗的适用人群

同步放化疗适用于胶质母细胞瘤、高级别胶质瘤及高风险低级别级胶质瘤患者。

同步放化疗的优缺点

优点

➤ 放疗与化疗具有协同作用：放疗处理局部病灶，化疗针对远处的隐匿小病灶。

➤ 化疗具有放疗的增敏作用：化疗药物增加肿瘤对于放疗的敏感性，同步放化疗最大限度地实现放疗和化疗的协同和增效。

缺点

➤ 理论上放疗、化疗联合治疗较单纯放疗或者化疗副作用大。

➤ 尤其对 MGMT 启动子甲基化的患者，假性进展的发生率增加。

同步放化疗的治疗时机及治疗周期

化疗与放疗协同进行时机同放疗开始时间，《脑胶质瘤诊疗指南》（2022 版）中指出高级别胶质瘤应术后尽早开始放疗，推荐术后 6 周内开始。高风险低级别

胶质瘤亦应尽早开始，推荐术后 4~8 周。同步化疗周期与放疗周期一致。

证据级别及指南推荐

➤ **新诊断多形性胶质母细胞瘤**（glioblastoma mutiforme，GBM）：NCCN 指南和中国中枢神经系统胶质瘤诊断与治疗指南均推荐术后同步 TMZ 放化疗加辅助化疗联合治疗作为的标准治疗方案（I类证据）。

➤ **存在 1p/19q 杂合子联合缺失的间变胶质瘤**：NCCN 指南和中国胶质瘤临床管理指南推荐放疗联合丙卡巴肼、洛莫司汀和长春新碱联合化疗（PCV）化疗作为一线治疗方案（I类证据）。

➤ **低级别胶质瘤**：NCCN 指南推荐的治疗选择包括术后单纯放疗，放疗 + PCV 化疗（I类证据）或放疗 + 辅助 TMZ 化疗（IIA 类证据）或放疗 + 同步辅助替莫唑胺化疗。

注意事项

同步放化疗期间需要兼顾放疗和化疗的注意事项，谨遵医嘱的同时，也要养成良好的生活、饮食习惯。若治疗期间或治疗后影像上出现类似肿瘤进展的表现，需要根据照射剂量、照射范围、治疗结束时间、MGMT 启动子甲基化情况、功能磁共振成像等情况，来区分假性进展和肿瘤真性进展。

肿瘤电场治疗是除手术、药物治疗、放疗外的第四种肿瘤治疗方法，使用低强度能量阻止癌细胞生长。作为一种物理疗法，电场治疗具有无创伤、不影响健康细胞、不良反应少（主要为轻中度皮炎）等特点。基于多项国际Ⅲ期临床研究，肿瘤电场治疗已被证实可以显著延长胶质母细胞瘤患者的总生存期，显著降低患者的死亡风险，因此肿瘤电场疗法已在美国、欧洲、日本、中国香港和中国内地获批上市，可与 TMZ 联合用于治疗新诊断胶质母细胞瘤或作为单一疗法治疗复发胶质母细胞瘤。

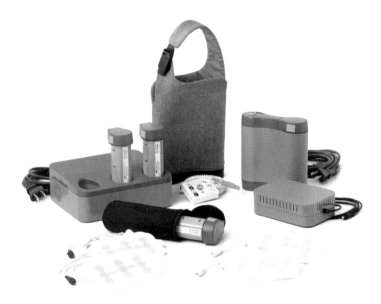

肿瘤电场治疗设备

肿瘤电场治疗作用机制

干扰纺锤体

正常细胞一生最多只能分裂 50 次，而癌细胞可以不受限制地快速分裂，使肿瘤不断增殖。当细胞分裂时，细胞内会产生纺锤丝，并将复制完成的染色体平均拉向细胞两端，使新生成细胞能获得母细胞完整的 DNA，完成复制。

纺锤丝也有电极性，一端带正电，另一端带负电。在肿瘤电场干扰下，纺锤丝也被迫不断转变方向。此时，细胞结构便无法维持正常而崩散，染色体无法正确分离，新细胞无法完成复制。

介电泳效应

细胞内存在许多带电粒子（极性分子），非恒定均匀的电场可对极性分子施加电场力，迫使极性分子向电场强度高处移动，这个过程称为介电泳。肿瘤电场作用处于有丝分裂间期的细胞时，细胞内电场力分布不均匀，呈现"沙漏状"，且分裂沟处电场强度较高。因此，细胞内极性分子被迫推向分裂沟处，细胞内结构紊乱，无法正常分裂。

肿瘤电场治疗的临床证据及适用人群

肿瘤电场治疗作为一种患者耐受程度高的物理疗法，能提高脑胶质瘤患者的生存获益和生活质量。肿瘤电场治疗不仅可以联合化疗用于新诊断胶质母细胞瘤的治疗，同时也可单独治疗或联合化疗、靶向、免疫治疗复发胶质母细胞瘤。

临床证据

一项大型国际多中心 III 期临床研究（EF-14）显示，肿瘤电场治疗联合 TMZ 化疗可显著提高新诊断胶质母细胞瘤患者的中位生存期。当患者依从率 >90% 时（佩戴时长≥22 小时），5 年总生存率从 4.5% 提高到了 29.3%（近 6.5 倍）。

> **（每天佩戴 22 小时以上）电场治疗 + 替莫唑胺**
> **五年生存率是单药化疗的 6.5 倍。**

电场 +TMZ：👤👤👤👤👤👤👤👤👤👤👤👤👤👤👤👤👤👤👤👤👤👤👤👤👤👤👤👤👤
TMZ：👤👤👤👤

肿瘤电场治疗 +TMZ 患者 5 年总生存率更高

自 EF-14 研究以来，陆续发表的数项临床研究结果，为肿瘤电场治疗联合同步放化疗治疗新发胶质母细胞瘤的有效性与安全性提供了有力证据。此外，相关研究表明肿瘤电场治疗不会增加放化疗相关毒性反应。

适用人群

1. 新诊断胶质母细胞瘤患者在术后接受 TMZ 联合放疗后，建议使用肿瘤电场治疗联合 TMZ 作为后续治疗方案。

2. 肿瘤电场治疗也可以用于经手术、放疗及 TMZ 治疗后出现进展的复发性胶质母细胞瘤患者。

指南推荐及证据级别

多项研究证实肿瘤电场治疗对脑胶质瘤具有良好疗效，并得到国内外众多专家共识、指南推荐。

➤ 2011 年，美国食品药品监督管理局（food and drug administration，FDA）批准了肿瘤电场治疗产品用于治疗成人复发胶质母细胞瘤患者。

➤ 2013 年，美国国立综合癌症网络（national comprehensive cancer network，NCCN）指南将肿瘤电场治疗复发胶质母细胞瘤纳入推荐。自纳入 NCCN 指南后，肿瘤电场治疗便一直被指南（包括 2022 版《NCCN 指南：中枢神经系统肿瘤》）所推荐。

➤ 2015 年，FDA 批准了肿瘤电场治疗产品 Optune® 用于治疗新诊断胶质母细胞瘤的患者。

➤ 2015 年，肿瘤电场治疗技术已被纳入《中国中枢神经系统胶质瘤诊断与治疗指南》。

➤ 2018 年，美国 NCCN 指南将"常规放疗 + 同步和辅助 TMZ 化疗 + 肿瘤电场治疗"作为新诊断胶质母细胞瘤治疗的 1 级证据。

➤ 2018 年 12 月，中国国家卫生健康委员会《脑胶质瘤诊疗规范（2018 年版）》正式推荐肿瘤电场治疗用于新发胶质母细胞瘤（1 级证据）和复发高级别脑胶质瘤（2 级证据）的治疗。且在 2022 版更新的指南中，肿瘤电场治疗仍在推荐之列。

➤ 2020 年 5 月，国家药品监督管理局批准肿瘤电场治疗产品爱普盾®的上市申请，批准其与 TMZ 联合用于治疗新诊断的胶质母细胞瘤患者，以及作为单一疗法用于复发胶质母细胞瘤患者。

➤ 2020 年，《中国脑胶质瘤临床管理指南 2020》将肿瘤电场治疗作为 I 类推荐用于新诊断的胶质母细胞瘤患者（1 级证据）。

肿瘤电场治疗注意事项

治疗仪佩戴时长

在一定范围内，佩戴仪器的时间和治疗效果呈正相关（每天佩戴时间越长，治疗效果越好）。通常建议患者每天佩戴 18 小时以上，睡眠时也鼓励佩戴。贴片每次佩戴时间最长不超过 3 天。

贴片位置确定

贴片的位置可影响颅内电场场强的分

布，可从不同角度测得头部和肿瘤数据后输入电场计划系统，通过计算机模拟和计算生成贴片分布图，确定贴片位置。

治疗期间注意事项

➤ **贴片储存**：确保贴片存放在阴凉的（室温）环境中。

➤ **贴片和线缆固定**：患者头部佩戴网帽，有助于将贴片固定在患者皮肤上，并且能够增加贴片与皮肤的接触。尤其在睡觉时，贴片有可能粘在枕套上。通过佩戴网帽，可以防止患者夜间移动时贴片从患者皮肤上脱落。

➤ **减少出汗和过热**：潮湿、出汗易造成治疗仪的贴片滑落。因此患者在治疗期间应安排低强度的活动，以减少活动出汗。同时，穿着透气、吸汗面料的衣物也可减少出汗。

不良反应及应对措施

　　电场治疗过程中最常见的皮肤刺激以接触性皮炎为主，大多为轻中度，可逆、可有效预防。

➤ 治疗前将毛发剃净，使用温和且不含香精的洗发水清洗头皮。

➤ 更换电场贴片时零角度移除原有贴片，避免粘连对皮肤造成拉拽；在贴片边缘擦拭润肤油可使胶带更易移除，从而减少对皮肤的刺激；避开手术伤口及瘢痕。

➤ 避免使用可能导致出汗的软膏和药物，每次更换贴片时使用止汗剂。

➤ 如出现轻度皮肤刺激或片状、干燥皮肤，可局部使用温和保湿乳液或面霜。

➤ 患者如出现接触性皮炎，需从刺激部位移除电场贴片，局部应用皮质类固醇溶液或乳液或阻隔膜；如症状持续，可考虑全身皮质类固醇治疗，关于药物的具体选择和使用，应咨询皮肤科医生。

➤ 患者如皮肤糜烂、溃疡或感染，局部外用抗生素溶液或乳液，抗生素应在头皮上作用 15 至 30 分钟。

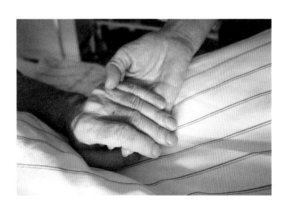

以手术切除为主，结合放疗、化疗及肿瘤电场治疗的综合治疗手段已获得国内外指南推荐，成为脑胶质瘤治疗的标准方案。近年来，靶向治疗、免疫治疗也在脑胶质瘤领域开展了积极探索。目前靶向治疗中仅有贝伐珠单抗获批应用于复发胶质母细胞瘤的治疗，而免疫治疗尚未列入指南推荐。总体而言，脑胶质瘤的靶向治疗和免疫治疗仍处于临床探索阶段，需继续开展临床研究为脑胶质瘤的新疗法积累更多经验。

靶向治疗

靶向药物作用机制及类别

靶向治疗针对肿瘤细胞特有的"标志物"（通常是蛋白质）设计药物，从而"精准"杀伤肿瘤细胞。目前仅有贝伐珠单抗

获批用于治疗复发性胶质母细胞瘤。贝伐珠单抗可延长患者的无进展生存期，但对总生存期的改善有限。

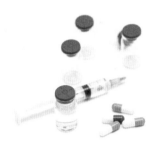

➤ **抗血管内皮生长因子**（vascular endothelial growth factor，VEGF）：肿瘤生长依赖于肿瘤血管生成。贝伐珠单抗可以减少肿瘤新生血管的形成，从而减少肿瘤组织的供血，"饿死"肿瘤细胞。

➤ **BRAF V600 激酶抑制剂**：BRAF 基因突变最常见的位点为 p.V600E，较常见于低级别胶质瘤中。

靶向治疗优缺点

优点

➤ 靶向药物只作用于肿瘤细胞的一个或几个蛋白，相比于常规的放疗来说，毒副作用较小。

➤ 靶向药物具有定位准确、针对性强的特性，抗肿瘤细胞的同时不伤害正常细胞。

缺点

➤ 大分子靶向药物一般很难穿过血脑屏障。

➤ 靶向药物应用范围窄，不是每个脑胶质瘤患者都适合。

➤ 单一靶点容易产生耐药问题。

指南推荐

目前数种分子靶向药物已得到国内外众多专家共识、指南的推荐。在进行靶向治疗前建议对患者肿瘤组织进行基因检测，以选择合适的靶向治疗药物进行治疗。在此仅列举部分靶向治疗药物推荐，具体药物推荐可参考最新版《NCCN 指南：中枢神经系统肿瘤》以及国内相关指南和专家共识。

➤ 2022 版《NCCN 指南 中枢神经系统肿瘤》推荐毛细胞型星形细胞瘤等低级别胶质瘤患者，如果携带 BRAF V600E 突变，可考虑 BRAF/MEK 抑制剂联合治疗：达拉非尼 / 曲美替尼，维罗非尼 / 考比替尼；对于复发或进展患者，如果携带 NTRK 基因融合，还可以考虑拉罗替尼、恩曲替尼靶向治疗等。

➤ 2022 版《脑胶质瘤诊疗指南》、2021 版《NCCN 脑胶质瘤患者指南》及 2020 版《中国中枢神经系统胶质瘤免疫和靶向治疗专家共识》均推荐复发性胶质母细胞瘤可选贝伐珠单抗单药治疗或贝伐珠单抗联合化疗。

治疗建议及注意事项

➤ **VEGF 抑制剂**
  ✧ **治疗建议**：对于复发性 3 级和 4 级的脑胶质瘤，可使用 VEGF 抑制剂

贝伐珠单抗联合 TMZ 进行治疗。
  ✧ **注意事项**：①用药期间若发生胃肠道穿孔，应停药。②对于有高血压病史的患者，用药前应充分控制血压，用药期间进行血压监测。③有动脉血栓栓塞史或年龄 >65 岁的患者在接受此药治疗时，发生动脉血栓栓塞的风险增高。④重大手术后至少 28 天内不应使用此药。⑤用药期间监测蛋白尿的发生，若出现肾病综合征应停药。

➤ **BRAF 抑制剂**
  ✧ 治疗建议：携带 BRAF V600E 突变的患者，可考虑 BRAF/MEK 抑制剂联合治疗，如达拉非尼联合曲美替尼，或维罗非尼联合考比替尼。
  ✧ BRAF 抑制剂单药应用或联合 MEK 抑制剂时的注意事项：
    • **用药前及用药期间**：①观察患者皮肤情况。②通过超声心动图密切评估患者左室射血分数（left ventricular ejection fraction，LVEF）。③对于存在无法纠正的电解质异常、长 QT 间期综合征或正在服用已知能延长 QT 间期药物的患者，不建议应用 BRAF 抑制剂。若需使用，则在应用之前和剂量调整后，应监测心电图和电解质，治疗前 3

个月每月监测，治疗期间每 3 个月监测 1 次。

- **用药期间**：①观察有无出血事件。②注意监测患者的视觉症状和体征（如有无视力改变、畏光、眼痛等表现）。③糖尿病病人应用该药时注意血糖水平监测，根据血糖水平调整抗高血糖药物。④建议患者避免日光暴露。穿戴防护性服装，在室外应用防晒霜。

常见不良反应及应对措施

靶向治疗常见的不良反应包括血压升高、胃肠道症状（如恶心呕吐、腹痛腹泻）、血常规异常、过敏反应、皮疹、肝肾功能损伤、动脉栓塞、出血及伤口愈合不良等。患者在应用靶向药物期间需密切监测，若出现任何不适症状，需及时就医。

靶向治疗研究进展

目前，寻找脑胶质瘤靶向治疗的新型靶点以及如何实现良好的血脑屏障穿透性等研究均在积极探索中。

免疫治疗

免疫治疗作用机制

免疫治疗是指通过主动或被动的方法

调动机体免疫系统，抑制肿瘤细胞增生、诱导肿瘤细胞凋亡，从而发挥强大的肿瘤杀伤作用。免疫治疗主要包括主动免疫治疗（免疫检查点抑制剂等）、被动免疫治疗（嵌合抗原受体 T 细胞免疫疗法等）、其他免疫治疗等。

免疫治疗优缺点

与传统治疗方式不同，免疫治疗是通过增强患者自身免疫力来治疗肿瘤，具有反应快、副作用小等特点。此外，机体免疫系统具有良好的记忆型免疫机制，容易形成记忆型免疫，在防止肿瘤复发上具有显著优势。

不过，肿瘤免疫治疗也存在一些不足。例如机体免疫反应极快，故容易造成自身免疫过度，引起免疫相关不良反应。再者，胶质母细胞瘤属于免疫"冷肿瘤"，对于免疫治疗反应"冷淡"，减弱了免疫治疗效果。

免疫治疗研究证据及共识推荐

虽然免疫治疗暂时未列入指南推荐，但其疗效仍值得期待。目前，不同免疫治疗在脑胶质瘤中的研究进展不同，因此研究证据和共识推荐存在很大差异，具体如下：

- ➤ **免疫检查点抑制剂（主动免疫）**：临床使用的免疫检查点抑制剂包括帕博利珠单抗、纳武利尤单抗、度伐利尤单抗等 PD-1/PD-L1 单抗和伊匹木单抗等 CTLA-4 单抗。目前大部分免疫检查点抑制剂治疗胶质母细胞瘤的 III 期临床试验均以失败告终，部分早期研究显示在复发性胶质母细胞瘤中有所获益。

> **肽疫苗（主动免疫）**：肽疫苗包括靶向 EGFRv III、Survivin、IDH 等的单靶点疫苗、多靶点的复合疫苗及个体化疫苗。目前肽疫苗的研究蓬勃兴起，早期阶段研究显示部分疫苗有效，不过大部分 III 期临床试验宣告失败。

> **树突状细胞(dendritic cell, DC)疫苗（主动免疫）**：目前国内外多项 DC 疫苗治疗脑胶质瘤的临床试验正在开展中，已有几项研究取得了不错的结果。

> **过继细胞输注（adoptive cell transfer, ACT；被动免疫）**：ACT 技术通过给身体输注外源性的抗肿瘤分子或细胞来杀伤或抑制肿瘤，嵌合抗原受体 T 细胞（ chimeric antigen receptor T cell, CAR-T ）就属于这种技术。大部分临床试验处于早期研究阶段。

> **溶瘤病毒（主动免疫）**：目前胶质瘤临床研究中使用的病毒种类多样，包括腺病毒（如 DNX-2401、ADV-TK 等）、风疹病毒（如 MV-CEA 等）、单纯疱疹病毒（如 HSVG207 等）、重组非致病性脊髓灰质炎-鼻病毒嵌合体（ PVSRIPO ）、逆转录病毒（如 TOCA511 ）等。目前大量有关溶瘤病毒的临床研究正在开展。

免疫治疗建议

对于脑胶质瘤患者而言，免疫治疗是目前的研究热点，但也面临重重挑战。目前国内尚未批准免疫疗法用于恶性胶质瘤的治疗，肽疫苗、DC 疫苗、ACT 等其他免疫治疗策略在脑胶质瘤中的应用仍需进一步的探索。根据中国中枢神经系统胶质瘤免疫和靶向治疗专家共识，脑胶质瘤免疫治疗建议如下：

> MGMT 启动子非甲基化新诊断胶质母细胞瘤患者和复发性胶质母细胞瘤患者不建议使用 PD-1 单抗治疗。有条件或符合条件的复发性胶质母细胞瘤患者可参加 PD-1 单抗新辅助治疗临床试验。对于复发性胶质母细胞瘤患者，建议参加 DC 相关临床试验。

> 在开始免疫检查点抑制剂治疗前，患者必须进行免疫相关不良事件易感性的评估，并了解是否携带乙型肝炎病毒或丙型肝炎病毒等危险因素。一旦出现免疫相关不良事件，需及时就医。

免疫治疗研究进展

在实体肿瘤和血液肿瘤中，免疫治疗已取得突破性进展；但在神经系统肿瘤中，免疫治疗临床疗效数据有限，单用免疫治疗对于脑胶质瘤收效不大，对免疫联合靶向、免疫联合电场治疗的探索也是脑胶质瘤治疗研究的新趋势。目前，免疫联合电场治疗研究已取得初步结果。在一项 II 期临床试验中（2-THE-TOP），免疫联合电场治疗相比历史数据将患者中位无进展生存期从 7.9 个月提高到 12.1 个月，中位总生存期从 15.9 个月提高到 25.2 个月。随着免疫学的迅速发展，脑胶质瘤免疫联合疗法将为患者带来新希望。

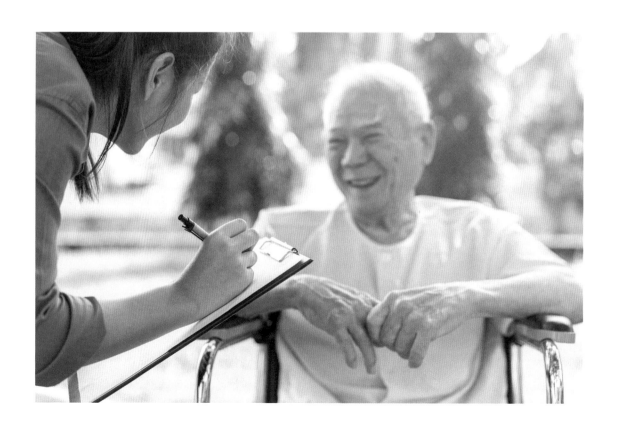

随访必要性

　　脑胶质瘤患者手术过程中易损伤患者脑部神经及组织，术后易出现并发症，且多数高级别脑胶质瘤会出现复发，复发时多表现为恶性程度升高。因此，密切的随访工作十分重要。一方面，随访可以及时评估各种治疗方式的疗效和不良反应，以便及时处理。另一方面，通过随访可以监测肿瘤的复发、转移，帮助患者尽早解决身体出现的问题。

术后随访

术后管理

➤ 术后 48~72 小时内需进行 MRI 检查，以评价肿瘤切除程度。

➤ 及时关注患者颅内压情况，以便尽早使用脱水药物，降低颅内压，并适当使用激素稳定患者神经功能状态。

➤ 术后应常规使用抗癫痫药物预防癫痫发作。

➤ 定时观察患者体温，若术后出现发热，需及时进行腰椎穿刺采集脑脊液进行化验，积极防治颅内感染。

术后功能恢复

　　患者应进行术后功能评价，了解是否发生功能障碍。

➤ 在术后 1~3 天、3 周、3 个月评估患者的 KPS 评分、语言功能、运动功能及生活质量等。

➤ 在术后 7~10 天、1 个月、3 个月评估患者语言及认知功能评价。

➤ 评估过程推荐采用神经影像与行为量表相结合的方式。

长期随访

随访项目

　　患者应定期进行复查，主要包括全身基本情况、神经系统症状、体征检查、必要的实验室检查以及影像学检查。另外，还需记录患者癫痫的发作次数、发作频率、发作程度及服用相关抗癫痫药物情况等。

随访频率

　　患者放疗后 2~6 周随访一次并复查头颅 MRI，持续 1 年。然后每 2~4 个月随访一次并复查头颅 MRI，持续 2~3 年。3 年后，每 6 个月复查一次，随访间隔可适当延长。

脑胶质瘤的康复护理 4

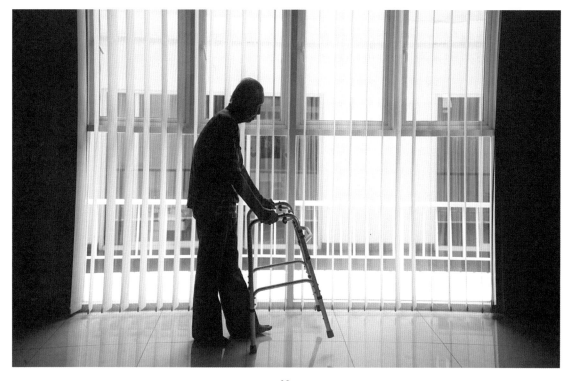

常见问题

➤ **肢体功能障碍**：脑胶质瘤患者发生肢体功能障碍的概率较高，具体表现为：肢体偏瘫、不能自主活动、肌张力异常等。

➤ **平衡与协调功能障碍**：身体保持一种姿势或在外力作用时自动调整并维持姿势的能力发生障碍。

评估方法

➤ **肌力的评定**：①徒手肌力测试：不借助器材，通过观察判断肌肉功能状态，见表 4-1。②等长肌力测试：使用测力器测定肌群在等长收缩时的最大肌力。

表 4-1 肌力分级标准

级别	判断标准
0 级	无任何肌肉收缩
I 级	有肌肉收缩，但无关节活动
II 级	在去除重力条件下，能完成关节全范围活动
III 级	可以抵抗重力，能完成关节全范围活动，不能抗阻力
IV 级	可以抵抗重力、轻度阻力，能完成关节全范围活动
V 级	可正常抵抗重力和阻力，能完成关节全范围活动

➤ **平衡功能的评定**：观察患者能否保持坐位、站立位或活动状态下的平衡。

➤ **协调功能的评定**：①指鼻试验：患者以不同方向、速度、睁闭眼重复多次指鼻尖进行比较。②轮替试验：患者前臂交替做旋前旋后动作，或手掌手背交替接触桌面。③对指试验：患者拇指按顺序与食指、中指、无名指和小指作对指动作。

➤ **日常生活能力的评定**：判断患者的自理能力，可采用 Barthel 指数评定量表（表 4-2）进行评估。

表 4-2 Barthel 指数评定量表

项目	评分标准
1. 大便	0= 失禁或昏迷 5= 偶尔失禁（每星期 <1 次） 10= 能控制
2. 小便	0= 失禁或昏迷或需由他人导尿 5= 偶尔失禁（每 24h<1 次，每星期 >1 次） 10= 控制
3. 修饰	0= 需帮助　5= 独立洗脸、梳头、刷牙、剃须
4. 用厕	0= 依赖别人　5= 需部分帮助 10= 自理
5. 吃饭	0= 依赖 5= 需部分帮助（切面包、抹黄油、夹菜、盛饭） 10= 全面自理
6. 床椅转移	0= 完全依赖别人，不能坐 5= 需大量帮助（2 人），能坐 10= 需少量帮助（1 人）或指导 15= 自理

续表

项目	评分标准
7. 活动（步行，（在病房及其周围，不包括走远路）	0= 不能动 5= 在轮椅上独立行动 10= 需 1 人帮助步行（体力或语言指导） 15= 独立步行（可用辅助器）
8. 穿衣	0= 依赖　5= 需一半帮助 10= 自理（系开纽扣、关开拉锁和穿鞋等）
9. 上楼梯（上下一段楼梯，用手杖也算独立）	0= 不能 5= 需帮助（体力或语言指导） 10= 自理
10. 洗澡	0= 依赖；5= 自理

总分（ADL 能力缺陷程度*）

*ADL 能力缺陷程度：0~20= 极严重功能缺陷；25~45= 严重功能缺陷；50~70= 中度功能缺陷；75~95= 轻度功能缺陷；100=ADL 自理

治疗时机

尽早治疗，术后患者生命体征平稳即可开始进行康复治疗。

治疗措施

➤ **早期床上被动运动**：进行肢体各个关节的屈伸、内收、外展、旋前和旋后等，由大关节到小关节、幅度由小到大，循序渐进、以周围组织不疼痛为准。对可配合的患者可用健侧肢体带动患侧肢体进行活动，包括双手交叉上举等。

➤ **床上坐位训练**：患者保持躯干直立，双上肢分别支撑在身体两侧；保持肘关节伸展，腕关节背伸，手指伸展。

➤ **椅上坐位训练**：患者坐在椅子上，患足稍后于健足，双足与肩同宽，双臀同时负重。双髋、双膝充分屈曲后用健手从身体一侧向另一侧反复拾起及放下一个物体，并不断把物体向后外侧摆放，以增加坐位平衡训练的难度。

➤ **站立训练**：患者双手十字交叉，躯干向前倾，臀部抬起。训练者一手控制患者的患侧肢体膝部，另一手扶住患者的腰部，让患者慢慢挺起躯干，直到在辅助下站立。

➤ **步行训练**：站立时重心移向患腿，使躯干、髋、膝在一条直线上；患腿站立，健腿向前后迈步训练；患腿在台阶上，健腿上下台阶训练。

常见问题

脑胶质瘤患者出现的语言障碍大体包括构音障碍及失语症。

评估方法

➤ **构音障碍评估**：可采用中国康复研究中心构音障碍检查表或改良弗朗蔡构音障碍评价表进行评定。

➤ **失语症评估**：系统评估方法包括汉语失语症检查法、中国康复研究中心失语症检查以及计算机辅助评估等。

治疗时机

应在原发疾病不再进展，患者病情稳定后尽快开始。

治疗措施

➤ **构音障碍的治疗**：基础治疗方法通常包括构音运动训练、发音训练、正音训练、节奏训练、替代交流方法的训练等。治疗按呼吸、共鸣、发声、构音以及音韵的线索进行逐步改善。除了基础治疗，针对构音障碍的治疗还包括声音响度治疗、口部运动治疗、应用仪器治疗、音乐疗法以及传统医学疗法如中药、针灸等。

➤ **失语症的治疗**：失语症的治疗方式通常有一对一训练、小组训练、家庭训练三种。高强度、长时间训练能带来更大改善，尤其对慢性失语症患者更适用，至少1周不少于3次，每次治疗时间不少于40分钟。

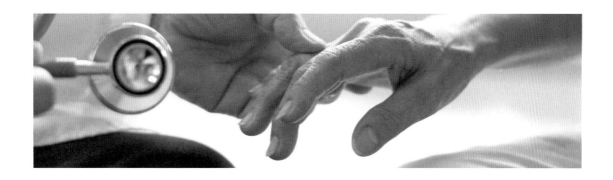

常见问题

> **饮水呛咳**：饮水时出现呛咳，严重时水会从鼻腔中喷出。

> **进食困难**：食物从口腔经咽喉、食管向胃运送的过程中受阻，具体表现为进食后在咽部、胸骨后或剑突后出现黏着、停滞感，严重时甚至不能咽下食物。

> **肺部感染**：患者将水、食物、胃内容物等误吸入呼吸道引起肺部发生感染。

> **营养不良**：患者因不能正常进食，导致能量、蛋白质及其他营养素缺乏。

评估方法

> **洼田饮水试验**：患者取半坐位，饮水30ml；观察患者的饮水经过，判断吞咽功能情况。Ⅰ级为吞咽功能正常，Ⅱ~Ⅴ级均为吞咽功能障碍。

　Ⅰ级（完全正常）：一次喝完，无呛咳。

　Ⅱ级（可疑异常）：分两次以上喝完，无呛咳。

　Ⅲ级（异常）：能一次喝完，但有呛咳。

　Ⅳ级（异常）：分两次以上喝完，且有呛咳。

　Ⅴ级（异常）：常常呛咳，难以喝完。

> **容-黏度吞咽测试**：将水和食用增稠剂调和成不同稠度液体：1号液体为纯水，2号液体为100ml水+2.0g增稠剂，3号液体为100ml水+3.0g增稠剂。观察患者吞咽3种不同稠度液体的情况，由专业医护人员判断患者的吞咽功能。若患者吞咽过程中出现咳嗽、音质改变、血氧饱和度下降以及口腔、咽部有食物残留或食团漏出，均提示患者存在吞咽障碍。

治疗时机

　尽早治疗，术后患者生命体征平稳即可开始进行康复治疗。

治疗措施

> 基础训练
>   ◇ **唇部锻炼**：进行开唇闭唇训练，闭唇时尽量靠近鼻尖。
>   ◇ **舌头锻炼**：张开嘴到最大程度将舌头伸出，再缩回到口中最短的位置，进行舌头屈伸。可以使用压舌板对舌头按摩，也可以用纱布包裹舌头，做被动练习。
>   ◇ **呼吸训练**：使用吸管吹纸条、气球等，在呼气和吸气时保持气量均匀，

在屏气训练时先吸入一口气，然后屏气、吞咽，吞咽之后咳嗽。

◇ **喉肌锻炼**：喉冷刺激，对患者口腔进行消毒，使用棉签蘸冷水对软腭、舌根、吞咽后壁等部位进行刺激，从而提高患者软腭和咽部敏感度，使吞咽反射更易发生。

◇ **颌部肌肉锻炼**：训练方法为屏气、发声等。

➤ 摄食训练

◇ **食物选择**：选择黏性或糊状食物。

◇ **进食体位**：采取坐位，颈部微前屈，喂食者位于健侧。进食后不能立即躺下，让患者坐位或半坐位30分钟。

◇ **吞咽动作**：侧方吞咽、低头吞咽、空吞咽与交互吞咽。

◇ **进食量和速度**：进食一口量，前一口吞咽完成后再进食下一口，避免2次食物重叠入口的现象。

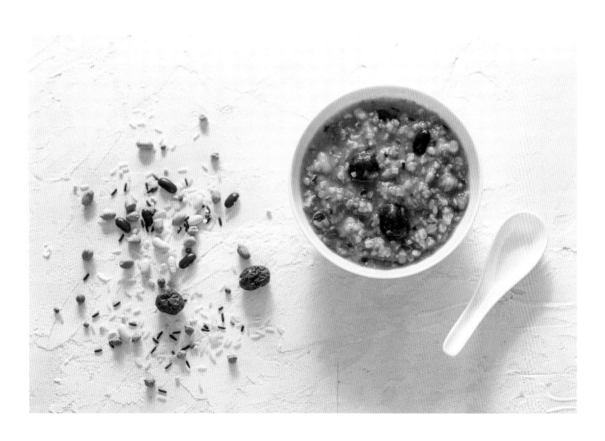

常见问题

◇ **肿瘤本身引起的认知障碍**：低级别胶质瘤生长缓慢，患者常常表现为局部的认知功能障碍；高级别胶质瘤具有侵袭性生长的特性，患者病情进展迅速，常表现为整体的认知水平下降。

◇ **手术引起的认知功能障碍**：多数研究发现，无论是高级别还是低级别胶质瘤，患者在肿瘤切除术后认知功能常出现短暂性的恶化。

◇ **放疗引起的认知功能障碍**：不同级别胶质瘤患者放疗后认知功能状况存在差异，常表现为记忆力和执行功能下降。

◇ **药物引起的认知功能障碍**：化疗药物对认知功能会产生负面影响。研究发现，70% 经治化疗的病人会出现认知功能障碍。抗癫痫药物也有可能使患者认知功能受损，具体表现为注意力下降、反应迟缓等。

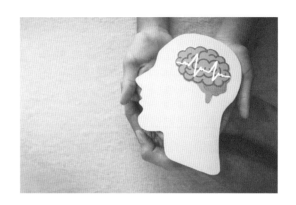

评估方法

简易智能状态检查表

包括时间定向力、地点定向力、即刻记忆、短时记忆、注意力与计算力、语言功能等方面测试，总分范围为 0~30 分（见表 4-3）。

划分是否存在认知功能障碍与受教育程度有关：文盲得分 <17 分；小学得分 <20 分；中学以上得分 <24 分，则为存在认知功能障碍。

表 4-3 简易智能状态检查表

检查项目	操作说明	评分项目	正确记分
定向力	现在是（星期几）（几号）（几月）（什么季节）（哪一年）？	今天是星期几？	1
		今天是几号？	1
		现在是几月份？	1
		现在是什么季节？	1
		今年的年份？	1

续表

检查项目	操作说明		评分项目	正确记分
定向力	现在我们在哪里：（省市）（区或县）（街道或乡）（什么地方）（第几层楼）		现在我们在哪里（省、市）？	1
			现在我们在什么地方（区、县）？	1
			现在我们在什么街道（乡、村）？	1
			这里是什么地方（地址名称）？	1
			现在我们在第几层楼？	1
记忆力	现在我要说三样东西的名称，在我讲完以后，请您重复说一遍。（请仔细说清楚，每样东西一秒钟）。"皮球""国旗""树木"请您把这三样东西说一遍（以第一次的答案记分）		复述：皮球	1
			复述：国旗	1
			复述：树木	1
注意力和计算力	请您算一算 100 减 7，然后从所得的数目再减去 7，如此一直计算下去，请您将每减一个 7 后的答案告诉我，直到我说停为止。（若某一答案错误，但下一答案正确，只记一次错误）		100−7=93	1
			93−7=86	1
			86−7=79	1
			79−7=72	1
			72−7=65	1
回忆能力	现在请您说出刚才我让您记住的三样东西？"皮球""国旗""树木"		回忆：皮球	1
			回忆：国旗	1
			回忆：树木	1
语言能力	命名能力	（出示手表）这个东西叫什么？	辨认：手表	1
		（出示钢笔）这个东西叫什么？	辨认：钢笔	1
	复述能力	现在我要说一句话，请您跟着我清楚地重复一遍——"四十四只石狮子"	复述：四十四只石狮子	1
	阅读能力	请您念一念这句话，并且按它的意思去做。闭上你的眼睛	按纸上指令做动作：闭上你的眼睛	1
	执行命令能力	我给您一张纸请您按我说的去做，现在开始："用右手拿着这张纸，用两只手将它对折起来，放在您的大腿上"。（不要重复说明，也不要示范）	按口头指令动作：用右手拿纸	1
			按口头指令动作：将纸对折	1
			按口头指令动作：将纸放在自己大腿上	1
	书写能力	您给我写一句完整的句子。	能够写一句完整句子（含主语、谓语、宾语）	1
	结构能力	这是一张图，请您在纸上照样画出来	按样画图	1
		评分		0 分

治疗时机

尽早治疗，术后患者生命体征平稳即可开始进行康复治疗。

治疗措施

➤ **药物治疗**：目前临床上治疗认知障碍的常用药物有乙酰胆碱酯酶抑制剂、钙离子拮抗剂、脑代谢剂、选择性5-羟色胺再摄取抑制剂等。药物治疗时需注意长期使用下可能出现的肝肾功能损害。

➤ **认知康复训练**：认知康复训练大致包括记忆、注意力、执行能力、日常生活能力等内容，可激发患者大脑潜能，改善患者认知功能状态。

◇ **记忆力训练**：记日记、往事回忆、认各种水果、动物和识字卡片、倒背顺背数字字母、古诗词背诵等，可由家属督促患者进行。

◇ **注意力训练**：如接足球（持续注意）、采花（选择性注意）、捡瓶子（选择性注意和注意转移）等。

◇ **执行能力训练**：执行功能是为了达到特定目标并排除干扰的认知加工过程，包括计划、自我控制、问题解决、监督控制、认知适应性和错误纠正等。

◇ **定向力训练**：家属尽量不要改变患者居住环境以及日常物品陈设，以便患者形成稳固的时间、地点、人物等概念。

◇ **日常生活能力训练**：鼓励患者独立完成穿衣、进食、洗漱、如厕等日常生活事件，同时需保持关注，适时引导帮助。

常见问题

由于疾病进展，脑胶质瘤患者可能会出现感觉传导通路受损，从而导致感觉障碍的发生。感觉障碍分为浅感觉障碍和深感觉障碍。

评估方法

➤ **Fugl-Meyer 感觉量表**：主要评定患者四肢的轻触觉和本体感觉，是临床康复评定中普遍使用的量表之一，评定内容及标准见表 4-4、表 4-5。

➤ **体感诱发电位检测**：判断患者感觉传导通路的完整性及脑部网络功能状态。

表 4-4　Fugl-Meyer 感觉量表

检查项目	检查部位
轻触觉	（1）上臂
	（2）手掌
	（3）股部
	（4）足底
本体感觉	（1）肩部
	（2）肘
	（3）腕
	（4）拇指
	（5）膝关节
	（6）踝关节
	（7）趾关节

表 4-5　Fugl-Meyer 感觉量表评定标准

检查项目	检查部位	评分标准
轻触觉	（1）上臂	0 分：麻木，无感觉
	（2）手掌	1 分：感觉过敏或感觉减退
	（3）股部	2 分：正常
	（4）足底	
本体感觉	（1）肩部	
	（2）肘	0 分：没感觉
	（3）腕	1 分：4 次回答中有 3 次是正确的，但与健侧比仍有相当的差别
	（4）拇指	
	（5）膝关节	2 分：所有回答正确，两侧无差别
	（6）踝关节	
	（7）趾关节	

治疗时机

应早期介入，尽早治疗。患者生命体征平稳，意识清醒，即可进行康复治疗。

治疗措施

➤ **传统康复疗法**：多感觉刺激疗法：在相关皮肤区域快速刷擦和轻触摸，刺激神经产生兴奋并传递至大脑，从而诱发肌肉收缩、关节运动。

➤ **现代康复疗法**

　◇ **脑机接口技术**：使用通信系统将大脑与设备关联，激活患者脑部神经可塑性，增强触觉、视觉反馈，提升运动再学习能力。

　◇ **重复经颅磁刺激技术**：发出重复脉冲磁场，在患者颅下特定脑区产生反向的感应电流，以此诱导脑区皮质神经元出现去极化反应，引起长时程兴奋或抑制。

➤ **中医疗法（推拿和导引）**：从远端向近端捻捏患指（趾），用拇指点压骨关节间隙，增强感受器刺激量，同时辅以语言导引并反复训练，提高患者的配合度与感知能力。

常见问题

➤ **手术部位感染**：手术部位感染是术后患者常出现的医院感染，浅表切口感染多在术后 30 天内发生，规范的皮肤护理能有效降低手术切口感染的风险。

➤ **放疗皮肤不良反应**：在放射治疗过程中，由于射线作用，患者很有可能发生局部脱发、瘙痒、皮肤黏膜发红、色素沉着等不良反应。

➤ **肿瘤电场治疗头皮不良反应**：肿瘤电场治疗过程中最常见的皮肤刺激以接触性皮炎为主，大多为轻中度，可逆、可有效预防。

评估方法

➤ **浅表切口感染**：具体表现为切口部位有脓液排出，还可能出现伤口红肿热痛等感染症状。

➤ **放疗引起的皮肤不良反应**：放疗引起的皮肤不良反应可划分为 0~Ⅳ级：0 级为局部皮肤无任何变化；Ⅰ级为局部皮肤瘙痒脱毛、出汗量降低、水疱形成、轻度红斑及干性皮损；Ⅱ级为局部皮肤出现中性水肿症状，并有明显的红斑状湿性皮损；Ⅲ级为局部皮肤出现凹陷性水肿状，并有融合性湿性皮损；Ⅳ级为局部皮肤坏死并出现溃疡。

➤ **肿瘤电场治疗相关头皮不良反应**：在开始肿瘤电场治疗后注意观察头部皮肤有无出现红斑、丘疹、瘙痒、破溃等症状。若出现皮损表现，应及时采取有效应对措施保护头部皮肤。肿瘤电场治疗相关头皮不良反应可分为 4 级：1 级为无症状或轻度症状；2 级为中度症状；3 级为严重的或医学上有重要意义但不会立即威胁生命的症状；4 级为威胁生命的症状。

治疗时机

　　术后患者生命体征平稳即可进行皮肤护理；放疗引起的皮肤不良反应是暂时的，尽早治疗可有效防止皮肤破溃引起感染；肿瘤电场治疗引起的头皮不良反应可在治疗早期通过规范护理有效预防。

治疗措施

➤ **围手术期头皮护理**

  ✧ 术前剪短或剃光头发，使用普通洗发水充分洗头并吹干，保持头皮干燥清洁，注意不要对术区皮肤进行搓、刷，防止损伤毛囊。

◇ 术后第 5 天，未拆钉拆线前可使用清水充分冲洗头皮，禁止使用洗发水，且勿浸泡。洗头时可使用指腹按摩，不可使用指尖摩擦切口处。洗头后用毛巾吸收手术区域水分，并由护士检查切口处有无损伤，其余头发可用吹风筒吹干。

◇ 切口拆钉线 24 小时后可用洗发液正常洗头。

➤ **放疗期间的头皮护理**

◇ 放疗前尽量将头发剃光并洗头，使用婴儿洗发水，用温水轻轻擦洗，洗完后用毛巾吸干，保持头皮清洁干燥。头皮擦洗不可过勤，每日 1 次即可。

◇ 避免冰敷、热敷及日光紫外线照射，外出时戴帽或打伞。

◇ 如头皮瘙痒且手术切口愈合良好，可用冰片滑石粉等处理，避免指甲抓挠，以防感染。

◇ 不可清洗照射野标记，保持照射区域皮肤干燥清洁，避免在局部使用碱性液体、贴胶布或涂刺激性药物，防止患者发生皮肤破溃及糜烂。

◇ 出现急性红斑时需保持皮肤干燥，避免摩擦，切忌用手指抓搔皮肤。如难以忍耐，可用手掌轻拍或用樟脑乳膏、炉甘石洗剂等止痒。

➤ **肿瘤电场治疗期间的头皮护理**
◇ **预防性护理**
• **皮肤评估与准备**：评估患者头皮情况，了解皮肤过敏史。贴片前用清洁剃刀剃发，使用婴儿油去除残留黏合剂，温水清洗头皮。

• **贴片的使用与更换**：贴片使用前洗手。粘贴贴片采用无张力方法：将磁盘周边的胶布拉紧，压贴在头皮上，按压胶布边缘，使之与皮肤平整贴合。去除胶布时用婴儿油浸湿棉球擦拭胶布边缘，一只手顺着毛发生长方向轻柔缓慢撕除，另一只手固定皮肤。每 3~4 天更换 1 次贴片，更换时位置偏移约 2cm，再按上述方法固定，避开有水疱或破损的皮肤。皮肤有潮湿、松动或出汗较多时及时更换贴片。

• **生活护理**：睡眠时选择舒适的枕头，经常更换体位避免头部同一部位长期受压。保持室内合适的温湿度，减少运动及在阳光下暴露的时间，避免过度出汗。

◇ **接触性皮炎的应对措施**
• 患者皮肤出现红斑、水肿、丘疱疹，但无溃破、渗液、化脓时，可使用水粉剂处理，如硫磺炉甘石洗剂、樟脑炉甘石洗剂。

- 患者皮肤出现大量渗液、糜烂时，可使用 3% 硼酸溶液或苯扎氯铵溶液。使用时将 4~6 层厚纱布浸湿溶液但不滴水，湿敷于患处。

- 皮损处痂皮不断增厚时，说明痂皮底下仍有渗出。痂皮未自动脱落前不可强行剥除。可使用油性软膏软化痂皮，如新霉素软膏、青霉素软膏。

- 皮损处表现为一般红斑丘疹，皮损已干时，可使用丁酸氢化可的松、糠酸莫米松等糖皮质激素或除湿止痒软膏、复方樟脑软膏等非激素类药物进行涂抹。注意激素乳膏应局部点涂，避免大剂量大面积长期使用。

脑胶质瘤多学科诊疗 5

　　脑胶质瘤多学科诊疗(multi-disciplinary treatment, MDT)是一种新型诊疗模式,由神经外科、放射治疗科、影像科、病理科、肿瘤内科等多学科专业人员根据病人的疾病状况和需要解决的临床问题,共同讨论制定并实施诊疗方案。MDT 组织形式包括 MDT 病例讨论会和 MDT 联合门诊等形式。MDT 后,病人或家属可获悉诊疗方案以及副作用等,以便配合后续治疗和护理。

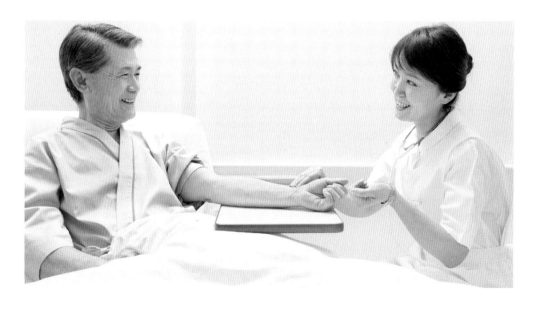

目的

　　胶质瘤的诊疗模式较为复杂，往往包含手术、放疗、化疗、电场治疗等多种手段，并涉及影像、病理等诊断学科，单一分科治疗模式无法为胶质瘤患者提供全面而及时的诊疗，MDT 可以个体化地应用多学科、多种有效治疗手段，尽可能地改善患者的生存时间和生活质量。

意义

➤　开展 MDT 可为病人带来诸多获益：①术前评估更全面，术后治疗更及时恰当。②提高患者的生活质量和生存期。③避免产生不必要的毒性反应和医疗费用。

➤　开展 MDT 有利于医学人员临床能力的提高，诊疗更规范全面，同时积累更加规范、翔实的数据。

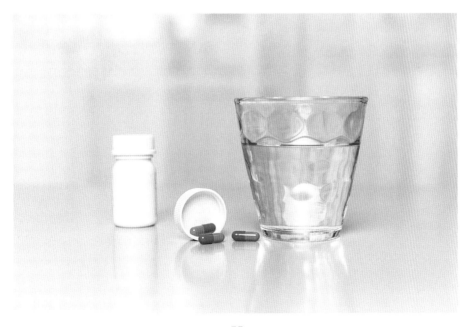

MDT 组织架构

团队核心成员有神经外科、神经影像、神经病理、放射肿瘤、临床肿瘤、神经内科、分子病理、血液病、内分泌、神经心理等专科的医师，以及临床护理人员、生物样本库和病案库管理者以及 MDT 医疗秘书等。辅助成员包括药学专家、姑息治疗专家、心理卫生专家、康复师、临终关怀医护人员，社会工作者、数据管理者、科研秘书等。

临床运作主要形式

MDT 的必需场地及设施包括会议室、圆桌台椅、电脑及投影仪等，有的团队会尝试采用新型的互联网移动医疗模式。

➤ **MDT 病例讨论会**：由发起病例讨论的 MDT 成员或相关科室医师提供病例资料，讨论专家对该病例的进一步诊疗方案进行讨论。

➤ **MDT 联合门诊**：建议采取专家转诊制、全预约制和诊前预筛制，病例由 MDT 临床核心成员或 MDT 相关科室的医师首诊后推荐到 MDT 门诊预约。门诊预约时须填写 MDT 门诊预约申请单。为提高 MDT 门诊的诊疗效率，MDT 门诊专职护士会在预约时指导病人或家属在就诊前将病史、既往诊疗经过、影像资料等进行整理。

MDT 讨论后的反馈工作

➤ MDT 团队中的数据管理人员对收集的资料及数据经过分析后反馈给 MDT 成员。

➤ MDT 团队的专家以及随访人员会收集病人对 MDT 诊疗决策和治疗结果的反馈意见。

➤ MDT 团队会对诊疗决策的执行过程、治疗反应、严重并发症等及时沟通反馈。

缓和治疗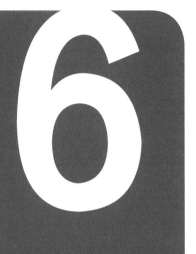

缓和治疗又叫作姑息治疗，是改善生存期有限的患者生存质量的治疗和照护，是综合治疗的组成部分，属于支持治疗，家属作为重要的社会支持来源，在缓和治疗中发挥重要作用。

缓和治疗的主要目的不在于延长生命或治愈疾病，而是把死亡看作一个生命的过程之一，既不加速死亡，也不延迟死亡，反对在治疗已无益于患者生活质量之时过度治疗，重视缓解患者的整体疼痛，减轻患者症状，对患有致命疾病者实行有限度的医疗干预，维持或改善其功能和生活质量。

缓和治疗的原则包括：①以患者为中心；②关注患者的意愿、舒适和尊严；③不以治愈疾病为焦点；④接受不可避免的死亡；⑤不加速也不延缓死亡。

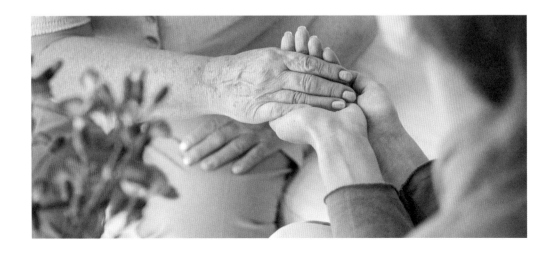

在病情进展或治疗副反应等因素的作用下，脑胶质瘤患者终末期临床症状具有较强的个体差异，头痛、呼吸障碍、疲劳是较常见的问题，多数患者容易产生烦躁、悲观、消极等负面情绪，甚至发展为焦虑、抑郁等不良心理状态，严重影响患者生活质量与治疗效果。

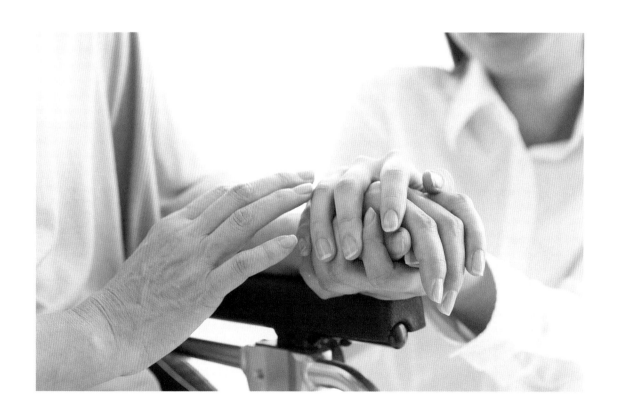

➤ **疲乏评估（简明疲乏量表）**：评价患者当前的疲乏程度、过去 24 小时的疲乏程度以及过去 24 小时产生的疲乏对自身行为、情绪等的影响。内容见表 6-1。评分标准：0 分表示"无疲乏"；1~3 分表示"轻度疲乏"；4~6 分表示"中度疲乏"；7~10 分表示"重度疲乏"。

➤ **抑郁评估（抑郁自评量表）**：共包含 20 个项目，按 4 级评分，内容见表 6-2。计算方法为：将 20 个项目的各自得分相加得到原始分，将原始分与 1.25 相乘的结果取整数部分为标准分。标准分

<50 分为"无抑郁"；50~59 分为"轻度抑郁"；60~69 分为"中度抑郁"；≥ 70 分为"重度抑郁"。

➤ **焦虑评估（焦虑自评量表）**：共包含 20 个项目，按 4 级评分，内容见表 6-3。计算方法为：将 20 个项目的各项得分相加得到原始分，将原始分与 1.25 相乘的结果取整数部分为标准分。标准分 <50 分为"无焦虑"，50~59 分为"轻度焦虑"，60~69 分为"中度焦虑"，≥70 分为"重度焦虑"。

表 6-1　简明疲乏量表

1. 请标记一个数字，最恰当地表示您现在的疲劳程度											
没有疲劳	0	1	2	3	4	5	6	7	8	9	10	非常疲劳
2. 请标记一个数字，最恰当地表示您过去 24 小时内通常的疲劳程度											
没有疲劳	0	1	2	3	4	5	6	7	8	9	10	非常疲劳
3. 请标记一个数字，最恰当地表示您过去 24 小时内最疲劳的程度											
没有疲劳	0	1	2	3	4	5	6	7	8	9	10	非常疲劳
4. 请标记一个数字，最恰当地表示在过去 24 小时内，疲劳对您一般活动的影响											
无影响	0	1	2	3	4	5	6	7	8	9	10	完全影响
5. 请标记一个数字，最恰当地表示在过去 24 小时内，疲劳对您情绪的影响											
无影响	0	1	2	3	4	5	6	7	8	9	10	完全影响
6. 请标记一个数字，最恰当地表示在过去 24 小时内，疲劳对您行走能力的影响											
无影响	0	1	2	3	4	5	6	7	8	9	10	完全影响
7. 请标记一个数字，最恰当地表示在过去 24 小时内，疲劳对您正常工作的影响											
无影响	0	1	2	3	4	5	6	7	8	9	10	完全影响
8. 请标记一个数字，最恰当地表示在过去 24 小时内，疲劳对您与他人关系的影响											
无影响	0	1	2	3	4	5	6	7	8	9	10	完全影响
9. 请标记一个数字，最恰当地表示在过去 24 小时内，疲劳对您享受生活的影响											
无影响	0	1	2	3	4	5	6	7	8	9	10	完全影响
10. 请标记一个数字，最恰当地表示在过去 24 小时内，疲劳对您注意力的影响											
无影响	0	1	2	3	4	5	6	7	8	9	10	完全影响
11. 请标记一个数字，最恰当地表示在过去 24 小时内，疲劳对您娱乐活动的影响											
无影响	0	1	2	3	4	5	6	7	8	9	10	完全影响

表 6-2 抑郁自评量表

实际感觉	偶有	少有	常有	持续
1. 我感到情绪沮丧	1	2	3	4
2. 我感到早晨心情最好	4	3	2	1
3. 我要哭或想哭	1	2	3	4
4. 我夜间睡眠不好	1	2	3	4
5. 我吃饭像平时一样	4	3	2	1
6. 我的性功能正常	4	3	2	1
7. 我感到体重减轻	1	2	3	4
8. 我为便秘感到烦恼	1	2	3	4
9. 我的心跳比平时快	1	2	3	4
10. 我无故感到疲劳	1	2	3	4
11. 我的头脑像往常一样清楚	4	3	2	1
12. 我做事情像平时一样不感到困难	4	3	2	1
13. 我坐卧不安，难以保持平衡	1	2	3	4
14. 我对未来感到有希望	4	3	2	1
15. 我比平时更容易激怒	1	2	3	4
16. 我觉得决定什么事很容易	4	3	2	1
17. 感到自己是有用的和不可缺少的人	4	3	2	1
18. 我的生活很有意义	4	3	2	1
19. 假若我死了别人会过得更好	1	2	3	4
20. 我仍旧喜欢自己平时喜爱的东西	1	2	3	4

表 6-3　焦虑自评量表

问卷项目	没有或几乎没有	少有	常有	几乎一直没有
1. 觉得比平常容易紧张和着急	1	2	3	4
2. 无缘无故地感到害怕	1	2	3	4
3. 容易心里烦乱或觉得惊恐	1	2	3	4
4. 觉得可能要发疯	1	2	3	4
5. 觉得一切都很好，也不会发生什么不幸	4	3	2	1
6. 手脚发抖打飘	1	2	3	4
7. 因为头痛、头颈痛和背痛而苦恼	1	2	3	4
8. 感觉容易衰弱和疲乏	1	2	3	4
9. 觉得心平气和，并且容易安静地坐着	4	3	2	1
10. 觉得心跳得很快	1	2	3	4
11. 因为一阵阵头晕而苦恼	1	2	3	4
12. 有晕倒发作，或觉得要晕倒似的	1	2	3	4
13. 吸气呼气都感到很容易	4	3	2	1
14. 手脚麻木和刺痛	1	2	3	4
15. 因为胃痛和消化不良而苦恼	1	2	3	4
16. 常常要小便	1	2	3	4
17. 手常常是干燥温暖的	4	3	2	1
18. 脸红发热	1	2	3	4
19. 容易入睡并且睡得很好	4	3	2	1
20. 做噩梦	1	2	3	4

作为一种支持医学，缓和治疗应贯穿于患者治疗的全过程。

➤ 情绪与疾病之间有着密不可分的关联，当患者因疾病或治疗陷入负面情绪中时，应及时提供心理干预。

➤ 手术是治疗脑胶质瘤的常用手段，也是一种巨大的应激源，患者在围手术期极易出现焦虑、抑郁等负面情绪，增加术中应激反应。针对这一阶段，有效的心理干预有利于患者获得更好的治疗效果。

➤ 脑胶质瘤病程较长，在疾病治疗过程中，心理状态始终是决定患者生活质量的重要因素之一。所以，在维护患者身体健康的同时，家属及陪护人员也应全程关注患者心理健康。

▶ **营养支持**：营养支持可提高抗肿瘤治疗效果及改善患者生存质量，是缓和医疗的重要组成部分。在进行营养支持时，要注意以下几点：

◇ 做好营养筛查和评估，确定营养目标。

◇ 细化营养方案：对于手术患者、放化疗患者、终末期患者要采用个体化处理。

◇ 防治肠内或肠外营养治疗并发症。

▶ **疼痛管理**

◇ 家属及陪护人员应加强与患者的交流和沟通。

◇ 可引导患者读书、看报、看电视，转移患者注意力，降低患者的疼痛程度。

◇ 如患者疼痛难忍，可以使用药物进行止痛。

▶ **辅助呼吸**：很多终末期患者在治疗过程中会出现呼吸抑制现象，具体处理方法为：

◇ **非药物疗法**：家属及陪护人员可以通过氧疗、按摩、放松练习、气流干预等非药物疗法缓解患者呼吸抑制所引发的痛苦。

◇ **药物疗法**：可让患者根据医嘱适宜适量服用苯二氮䓬类等药物改善窒息引发的焦虑症状；为了防止患者出现呼吸抑制，还应当结合患者的具体情况及时就医。

▶ **音乐疗法**：对适宜的患者使用音乐治疗有助于减轻疼痛，缓解身体不适感并调节情绪。接受音乐治疗可以有效改善重症和终末期患者的生活状态。

▶ **心理干预**：在心理学理论的指导下对患者有计划地进行心理干预，使患者的心理活动、个性特征和心理问题朝预期目标发生改变。尽早开始心理干预能有效降低脑胶质瘤患者的疲乏程度，缓解患者的抑郁、焦虑情绪。

▶ **社会支持**：在缓和治疗过程中，社会支持长期以来一直被认为对患者的情绪调整具有直接和间接作用。社会支持指来自家属、同事、朋友等个人，以及工作单位、社区等组织对患者给予的精神和物质上的帮助与支持。医务社工、朋友和家属可以给予患者很多实际的帮助，如提供救助信息、监督患者服药、接送患者、为患者购物、对患者进行生活照顾、为患者提供情绪和精神上的支持。

脑胶质瘤的营养支持治疗

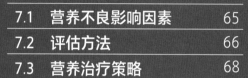

肿瘤细胞物质代谢异常，使脑胶质瘤患者处于高消耗、高代谢状态。同时，患者在接受手术、放疗及化疗时，会影响机体对营养物质的消化和吸收。因此，脑胶质瘤患者易发生营养不良，影响机体免疫力，进而治疗效果。合理的营养支持可以为患者提供充足的能量，提升患者免疫功能，改善患者营养状态及预后，提升生活质量。

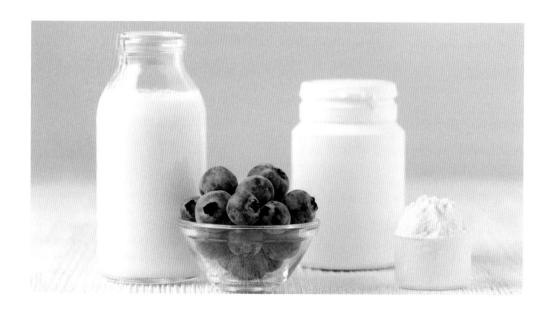

疾病因素

➤ **进食功能障碍**：脑胶质瘤患者可伴有不同程度的恶心呕吐、运动功能障碍及意识障碍，影响进食。

➤ **机体代谢异常**：肿瘤细胞的增殖和生长能力高于正常细胞，会夺取和消耗体内营养物质，引起机体耗能增加。机体高代谢状态可造成水电解质失衡、内分泌紊乱。

➤ **恶病质**：表现为慢性、进行性的体重下降和骨骼肌消耗症状，常伴有厌食症、饱腹感及乏力等表现，严重可导致器官功能损害。

放、化疗副反应

➤ **胃肠道反应**：放、化疗期间患者可出现恶心、呕吐、厌食等症状，影响进食及营养物质吸收。

➤ **发热**：放疗后患者肿瘤组织坏死吸收及放、化疗毒副作用，均可引起患者发热，导致机体分解代谢增加，诱发或加重营养不良症状。

➤ **消化道损伤**：放疗可损伤患者口腔、下咽、食管等黏膜，引起急性黏膜炎性疼痛症状，影响患者进食能力与食欲。

心理因素

　　脑胶质瘤患者可能会出现焦虑、恐慌等一系列心理问题。不良心理反应会影响进食、睡眠情况，加重胃肠消化负担，进一步影响营养物质吸收。

营养风险筛查

无营养风险患者的临床预后优于有营养风险患者，存在营养风险的患者采取营养治疗后预后可能更好。

目前常用的肿瘤患者营养风险筛查工具为营养风险筛查 2002（NRS 2002）（表 7-1），主要包括 3 方面内容：①营养状况受损评分（0~3 分）；②疾病的严重程度评分（0~3 分）；③年龄评分，在上述评分基础上年龄 >70 岁者加 1 分；总分为 0~7 分。NRS 评分≥3 分为具有营养风险，需要给予个体化营养干预。

表 7-1　营养风险筛查 2002（NRS 2002）

一、基本资料	
身高（m）	体重（kg）
体重指数（BMI）	白蛋白（g/L）

日期	
时间	

评估项目	**分数**
二、疾病状态	
骨盆骨折或者慢性病病人合并有以下疾病：肝硬化、慢性阻塞性肺疾病、长期血液透析、糖尿病、肿瘤	1
腹部重大手术、脑卒中、重症肺炎、血液系统肿瘤	2
颅脑损伤、骨髓移植、加护病患（APACHE>10 分）	3
小计	
三、营养状况指标（单选）	
正常营养状态	0
3 个月内体重减轻 >5% 或最近 1 个星期进食量（与需要量相比）减少 20%~50%	1
2 个月内体重减轻 >5% 或 BMI18.5~20.5 或最近 1 个星期进食量（与需要量相比）减少 50%~75%	2
1 个月内体重减轻 >5%（或 3 个月内减轻 >15%）或 BMI<18.5（或血清白蛋白 <35g/l）或最近 1 个星期进食量（与需要量相比）减少 70%~100%	3
小计	
四、年龄	
年龄≥70 岁	1
小计	
营养风险筛查总分	

营养不良评估工具

常用的有主观全面评估量表（subjective global assessment，SGA）、病人自评主观全面评估量表（scored patient-generated subjective global assessment，PG-SGA）和微型营养评定量表（mini nutritional assessment，MNA）。PG-SGA 是肿瘤患者营养筛选的首选方法，包括人体测量、生化、临床、饮食变量以及与癌症治疗和共患病相关的变量，评分越高表明患者营养状况越差。

　　脑胶质瘤患者在诊疗过程中，营养风险筛查与评估、营养教育与膳食指导需贯穿全程。需要营养治疗的患者应按照三阶梯营养治疗策略改善营养状态。

➤ 经口进食不足时，推荐补充性肠内营养，首选口服营养补充。消化道功能基本正常的患者，因进食障碍等原因摄入不足时可考虑管饲喂养。

➤ 经口进食和肠内营养不能满足营养素需求时，推荐肠内营养联合肠外营养。

➤ 肠内营养不可行或不耐受时，给予全肠外营养。

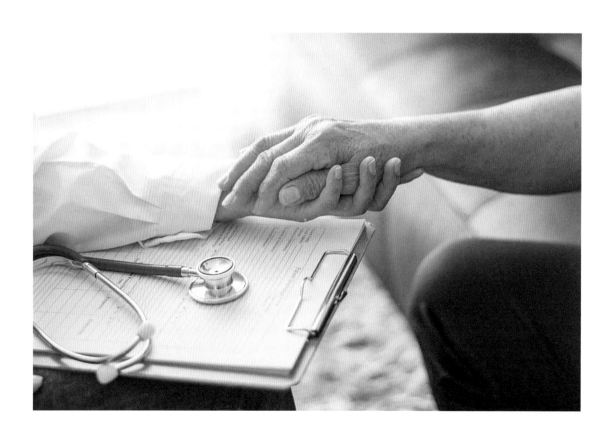

围手术期营养支持

患者在术前、术后均应接受营养风险筛查和评估。确定存在营养风险或营养不良的患者，应接受围手术期营养治疗。

术前

➤ 患者术前正常进食不能达到能量需求时，推荐术前应用口服营养补充。

➤ 若预计围手术期超过 5 天无法进食，或预计摄入能量少于需要量的 50% 超过 7天，推荐立即开始营养治疗，首选肠内营养。

➤ 对存在营养不良或严重营养风险的大手术患者，推荐术前给予 7~14 天营养治疗。严重营养风险患者建议延迟手术。

➤ 重度营养不良或严重营养风险的患者，经口进食和肠内营养无法获得充足营养时，推荐肠内营养联合肠外营养。

术后

➤ 存在营养风险或营养不良的患者，术后经口进食仍不能满足营养需求时，推荐进行适当的营养治疗，首选肠内营养。

➤ 术后经口进食和肠内营养不能满足能量需要的 50% 超过 7 天，推荐肠内营养联合肠外营养。

化疗期间营养支持

化疗患者蛋白质摄入量应超过 1g/（kg·d），建议达到 1.5~2.0g/（kg·d）。若化疗严重影响摄食，患者每日摄入能量低于需要量 60% 超过 1~2 周，或预计 7 天及以上不能进食，或因摄入不足导致体重下降时，需启动营养治疗。

➤ 经营养指导后，患者进食量仍不能满足营养需要且肠道功能允许时，优先选择肠内营养，首选口服营养补充。口服不足或不能时，用管饲补充或替代。

➤ 化疗后若出现严重黏膜炎或严重胃肠道功能受损，经口进食和肠内营养仍不能满足营养需要时，需联合肠外营养维持营养状态。对肠内营养不可行或不耐受的患者，推荐全肠外营养。

放疗期间营养支持

放疗患者按 25~30kcal/（kg·d）来估算每日能量需要，蛋白质摄入量推荐为 1.5~2.0g/（kg·d）。在放疗前、中、后应定期进行营养筛查，若存在营养风险、营养摄入不足以及放疗后口腔、食管、胃肠道黏膜反应分级 3 级及以上者，应尽早开始营养治疗。

➤ 肠道功能允许者推荐肠内营养，首选口服营养补充，其次为管饲。

➤ 不耐受肠内营养者，推荐肠外营养。

在高强度的头颈部放化疗中，部分患者会出现吞咽功能障碍。因此，脑胶质瘤放疗患者应定期评估吞咽功能，有吞咽困难的患者（包括管饲喂养期间），应在专业人员指导下进行吞咽练习，吞咽功能恢复后尽快撤除管饲恢复经口进食。

终末期营养支持

➤ 终末期患者尚可进食时首选经口进食，可适当放宽饮食限制（如糖尿病饮食的限制），改善部分患者生命质量。

➤ 终末期自主进食能力障碍的患者，若存在胃肠道功能，则以肠内营养为主。当肠内营养无法达到最低营养需求时，考虑肠外营养。

➤ 避免强制饮食以防止呕吐、误吸。

➤ 终末期患者不主张采用积极营养治疗。

➤ 不建议对临终患者给予营养治疗，多数患者仅需少量的食物和水来减少饥渴感。可根据个体情况给予适当液体补充以纠正脱水、电解质紊乱等症状。

家庭营养及随访

对居家的肿瘤患者及时给予规范的营养治疗，可维持患者体重，改善生命质量，减少计划外入院。

➤ 定期进行营养筛查与评估，医护人员会每 2 周进行 1 次随访，或至少 6 周~3 个月随访 1 次，以便及时识别营养风险和营养不良。

➤ 存在营养不良的居家患者，推荐给予营养治疗，首选口服补充治疗。

➤ 若患者在院期间已留置导管，出院后可持续给予肠内营养。

➤ 经口服/肠内营养无法获得充足营养补充的患者，给予肠外营养，但需要评估并发症的风险及患者获益。

参考文献

[1]　中华人民共和国国家卫生健康委员会.儿童脑胶质瘤诊疗规范［J］.肿瘤综合治疗电子杂志，2021，7（03）：22-31.

[2]　2021NCCN® 脑胶质瘤患者指南官方中文版［EB/OL］.［2022-07-10］.https：//www.nccn.org/patients/guidelines/content/PDF/Brain-Gliomas-Chinese-app.pdf.

[3]　于士柱，孙翠云.胶质瘤分子病理学进展及其在精准治疗中的应用［J］.中华神经外科疾病研究杂志，2016，15（05）：385-388.

[4]　中华人民共和国国家卫生健康委员会.脑胶质瘤诊疗指南(2022年版)［EB/OL］.［2022-07-15］.http：//www.nhc.gov.cn/yzygj/s2911/202204/a0e67177df1f439898683e1333957c74/files/2888d8e5c72c48ca8a9844000f55be58.pdf.

[5]　中国脑胶质瘤基因组图谱计划(CGGA).中国脑胶质瘤分子诊疗指南[J].中华神经外科杂志，2014，30（05）：435-444+523-527.

[6]　蔡少萍，叶衍涓，胡丽.脑胶质瘤患者术后并发症的临床护理［J］.齐鲁护理杂志，2019，25（10）：107-110.

[7]　金昌丹.脑胶质瘤的放射治疗［J］.国际神经病学神经外科学杂志，2010，37（3）：238-241.

[8]　祝自虹，王惠，尹勇.低级别脑胶质瘤放射治疗进展［J］.中华肿瘤防治杂志，2022，29（6）：381-386.

[9]　国家卫生健康委员会医政医管局.脑胶质瘤诊疗规范（2018年版）［J］.中华神经外科杂志，2019，35（3）：217-239.

[10]　中华医学会放射肿瘤治疗学分会.胶质瘤放疗中国专家共识（2017）［J］.中华放射肿瘤学杂志，2018，27（2）：123-131.

[11]　《中国中枢神经系统胶质瘤诊断和治疗指南》编写组.中国中枢神经系统胶质瘤诊断与治疗指南（2015）［J］.中华医学杂志，2016，96（7）：485-509.

[12]　张宇，何堃宇，冯世宇.脑胶质瘤诊疗进展［J］.肿瘤防治研究，2022，49（06）：528-534.

[13]　中国抗癌协会脑胶质瘤专业委员会.胶质母细胞瘤的肿瘤电场治疗专家共识［J］.中华神经外科杂志，2021，37（11）：1081-1089.

[14]　中国医师协会脑胶质瘤专业委员会，上海市抗癌协会神经肿瘤分会.中国中枢神经系统胶质瘤免疫和靶向治疗专家共识（2020版）［J］.中华医学杂志，2020，100（43）：3388-3396.

[15]　赵彬芳，王樑，王元，等.加速康复外科护理在脑胶质瘤病人中的应用［J］.中国临床神经外科杂志，2019，24（12）：772-773.

[16]　中华医学会神经病学分会.中国脑卒中早期康复治疗指南［J］.中华神经科杂志，

2017，50（6）：405-412.

［17］ 汉语失语症康复治疗专家共识组.汉语失语症康复治疗专家共识［J］.中华物理医学与康复杂志，2019，41（3）：161-169.

［18］ 中国吞咽障碍康复评估与治疗专家共识组.中国吞咽障碍评估与治疗专家共识(2017年版)第二部分治疗与康复管理篇［J］.中华物理医学与康复杂志，2018，40（1）：1-10.

［19］ CSCO肿瘤营养治疗专家委员会.恶性肿瘤患者的营养治疗专家共识[J].临床肿瘤学杂志，2012，17（01）：59-73.

［20］ 中国临床肿瘤学会指南工作委员会.中国临床肿瘤学会（CSCO）恶性肿瘤患者营养治疗指南［M］.2021年版.北京：人民卫生出版社，2021：14-106.

55检